慈濟醫療志業

—— 救處護處　大依止處 ——

TZU CHI
Mission of Medicine

編著——佛教慈濟醫療財團法人

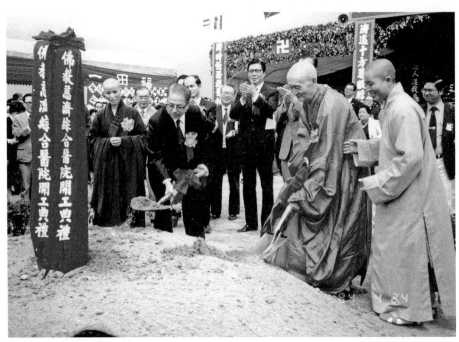

印順導師、林洋港部長蒞臨慈院動土典禮（攝影／林瑛琚）

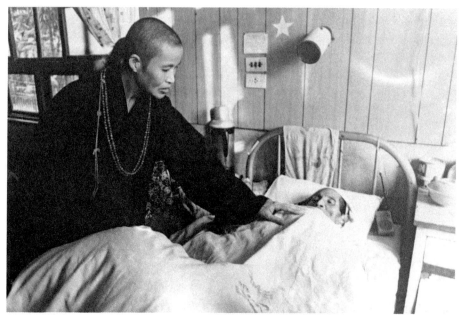

上人早年探視個案（慈濟花蓮本會提供）

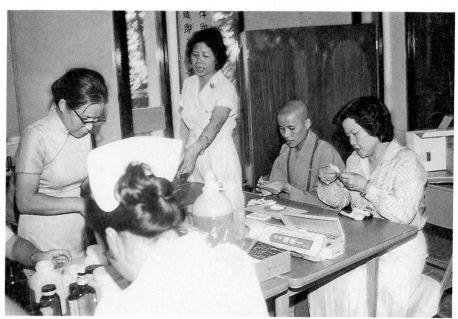

親手遍布施：玉里介壽堂義診包藥（慈濟花蓮本會提供）

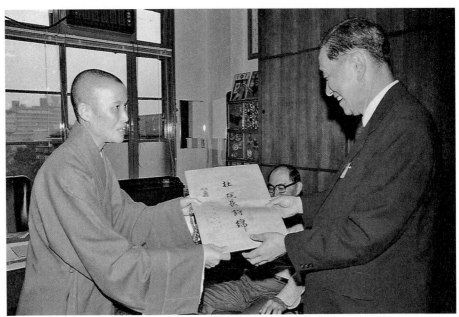

證嚴上人親頒聘書予首任院長杜詩綿教授（1985）

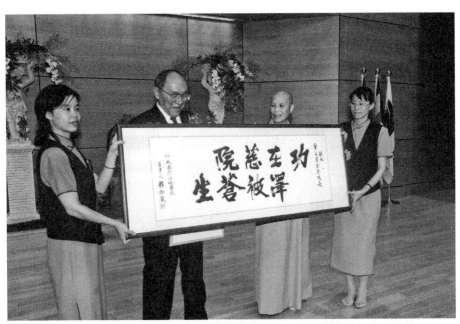

證嚴上人致贈感謝區額予曾文賓榮譽院長（1999）

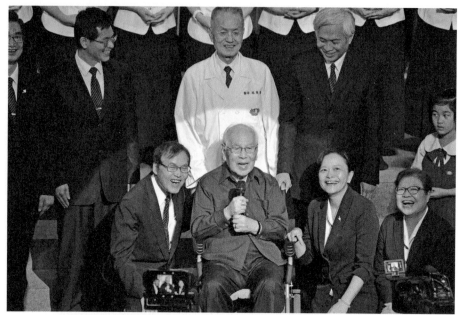

楊思標教授參與教育志業 30 週年盛典（攝影／柏傳琦）

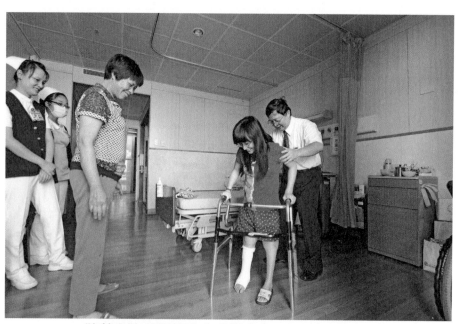

陳英和院長關懷重大手術病患（攝影／魏瑋廷）

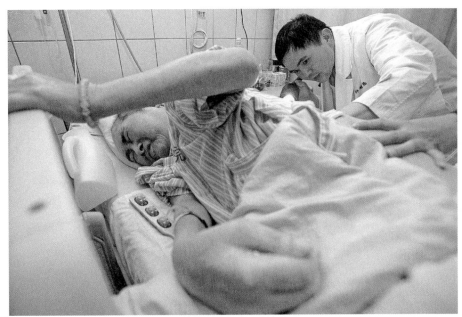

骨科主任簡瑞騰醫師細心看診（攝影／顏霖沼）

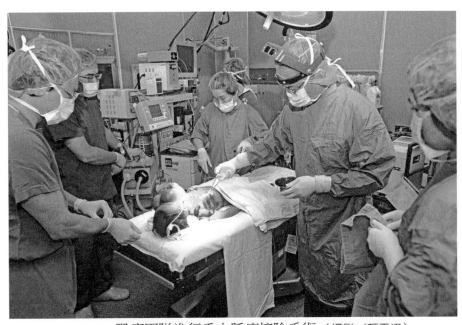

醫療團隊進行重大腫瘤摘除手術（攝影／顏霖沼）

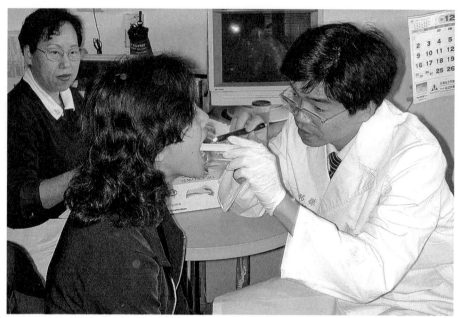

花蓮慈院在花東推動口腔癌篩檢 （攝影／胡雅玲）

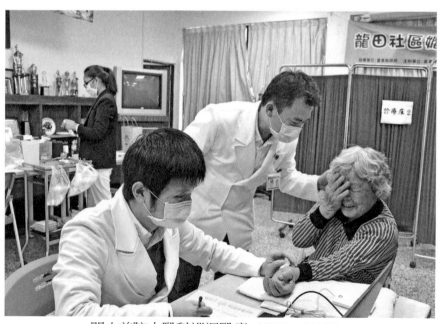

關山慈院中醫科巡迴醫療 （攝影／陳慧芳）

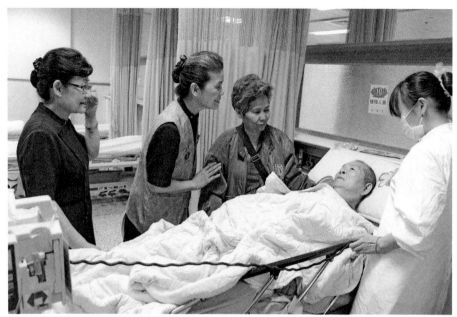

醫院志工急診關懷（攝影／彭薇勻）

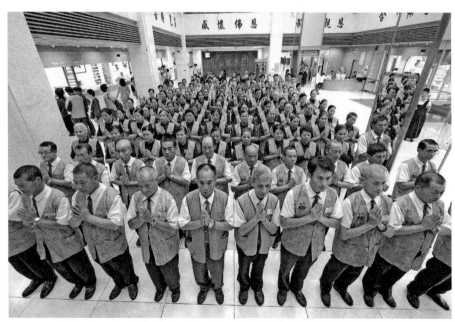

醫院志工向佛陀問病圖行禮（攝影／謝自富）

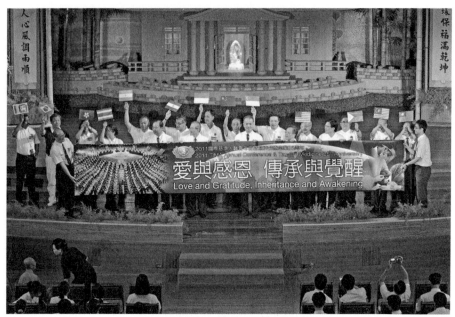

2011 年國際慈濟人醫年會（攝影／林德旺）

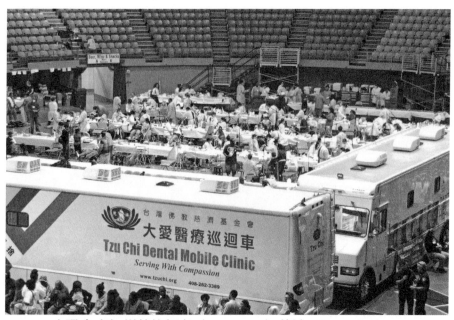

人醫會南加州英格伍市（Englewood）義診（攝影／楊湛強）

印證法源　廣行宗門

　　慈濟宗門本於一念慈悲濟世之心，五十五年來，超越宗教、種族、地域，撒播無量善種；在宇宙星河，則有一顆「慈濟」小行星，位於火星與木星間、距地球3億多公里，日夜繞行太陽。天上「慈濟」的星光，輝映著世間慈濟人的心光，心星相映，光光相照。

　　這顆「慈濟（Tzu Chi）」小行星，係 2007 年 5 月間鹿林天文台觀測時發現，中央大學為彰顯慈濟對世人之貢獻，命名「慈濟」行星。2010 年 7 月 26 日國際天文學聯合會命名正式通過，象徵以善、以愛為寶的「慈濟」躍上天際，代表無私、無所求的精神恆久傳遞。

　　為傳承慈濟宗門之廣行，各志業同仁發心編寫四大八印專書，蒐羅博采，揀擇核實，徵引大事紀，剖析大數據，匯編大歷史。《叢書》費時一年完成，以四大志業為綱，八大法印為目；依各志業歷時性的發展為主軸，輔以共時性的學術論述，文理史論，交互輝映。各書以《無量義經偈頌》為標引，諸佛名號果德為指歸，啟發人人本具性德為路徑，誠正信實走入人群，慈悲喜

捨濟度有情。

《慈濟慈善志業——洪注大乘 潤漬眾生》志承「如來」家業，如來者，乘如實之道，來成正等正覺。慈善志業以如法、如理、如是之道，成救苦、救難、救世之行，詳載難民援助、防災減災，行善半世紀，愛灑百餘國之紀錄。

《慈濟醫療志業——救處護處 大依止處》效法「大醫王」胸懷，創設全臺七家醫院，在缺乏資金、人力、土地，艱困籌建後，造福偏鄉原鄉；國際慈濟人醫會全球醫療援助，及析論臺灣醫療之永續發展。

《慈濟教育志業——曉了分別 性相真實》學習「天人師」之德行，興辦慈濟大學、慈濟科技大學、慈大附中、臺南慈濟中學四校，培育典範良師，作育人間英才，推廣國際教育、社會教育，援建海內外學校，闡述慈濟教師聯誼會與靜思語對教學之助益。

《慈濟人文志業——大愛清流 法音宣流》本乎「正遍知」使命，宣揚正知、正念、正行，以期達到正確而普遍了知。回溯慈濟月刊、大愛廣播、大愛電視台、經典雜誌、人文真善美志工創立緣起，報真導正，傳播人間美善。

　　《慈濟急難賑災——無量大悲　救苦眾生》依止「明行足」之德行，結合智慧與實踐，圓滿而具足。在全球災禍連連之際，慈濟人研發救苦救難之科技設備，直接、重點、及時、務實、關懷五大洲、119個國家地區之歷程。

　　《慈濟社區志工——布善種子　遍功德田》立「調御丈夫」之志，各區志工以大丈夫之氣度，調伏煩惱，發揮功能與良能，全人、全家、全面、全程，就近就地，長期守護社區，成為安定社會的磐石。

　　《慈濟大捨捐贈——頭目髓腦　悉施於人》體現「善逝」之精神，亦即善巧教化，不執著、無分別，捨身度人。無語良師盡形壽獻身命於大體解剖學、模擬手術教學和病理解剖，貢獻醫學教育，培育良醫。骨髓捐贈則為救人一命，無損己身之例證。

　　《慈濟環境保護——扇解脫風　除世熱惱》尋求「世間解」之精髓，通達理解世間之事理，尋求解決環境之沈痾。面對氣候變遷、地球暖化，慈濟推行環保三十年，從回收品研發綠色產品，在生活中減塑、素食到身心環保。

　　總括八冊專書以「事」契「理」，修習理事圓融。

以「行」入「解」，深明解行相應。以「悲」啟「智」，體悟悲智雙運。從「做中學，學中覺，覺後修。」實踐慈濟「行經」之宗風──行菩薩道，經真實路，尋根溯本，印證法源。

《無量義經》云：「譬如從一種子生百千萬，百千萬中，一一復生百千萬數，如是展轉乃至無量。」一生無量的慈濟人，秉承佛心師志，為佛教、為眾生，聞聲救苦，慈心悲願之文史得以付梓，感恩四大志業，合心編纂印證叢書，記載志業發展歷程，撰述全球援助事例，匯集人間美善行誼，見證宗門無邊大愛、無量善行。

釋證嚴

人本醫療 尊重生命

林俊龍

（佛教慈濟醫療財團法人執行長）

從 1986 年 8 月開始啟動的慈濟醫療志業，至今 35 年
來，始終堅守「人本醫療 尊重生命」的核心價值，並成
為醫療人文的典範，在國內或國際都獲得積極的迴響。

始於慈悲心

「為佛教，為眾生」，證嚴上人秉承印順導師的六字
師訓，終身奉行。慈濟醫療志業的開始，便是始於上人
不忍眾生受苦難的那一分慈悲心，那一分愛，愛人類、
愛地球的大慈悲心。因為愛地球，不忍地球受損傷，慈
濟醫療也積極推行素食、環保、節能減碳，為全人類與
地球奉獻心力。

因為愛人類，所以落實「人本醫療」，在醫療資源缺
乏的花蓮進行義診、往診、蓋醫院，並陸續建構全臺灣的
慈濟醫療網，全是始於愛與慈悲，奉獻在需要醫療的地
方。慈濟醫療深入偏鄉與無醫角落，上山下海，絲毫不
懈。結合慈濟的慈善，慈濟的人本醫療也立足臺灣，走向

國際，尤其是 1996 年成立的國際慈濟人醫會，號召了許多具備醫事專長的醫師、護理師、藥師及非醫療專業的志工，組成龐大的醫療服務團隊，為貧苦大眾及醫療資源缺乏的地區服務，至今義診足跡遍布地球五大洲、57 個國家地區。

五大醫學倫理

西方醫學之父，古希臘醫者希波克拉底的醫師誓言，至今仍是全球醫學生投入臨床行醫前的醫學倫理準則。慈濟醫療志業則更具體提出 ABCDE 五項現代醫學倫理準則：自主（Autonomy）、有益（Beneficence）、隱私（Confidentiality）、無害（Do No Harm）與平等（Equality-Justice）。自主：病人有自主的決定權，不是由醫生說、病人跟著做；有益：對病人有利的事才可以去做；隱私：醫療照護者一定要保護病人的隱私權；無害：不能傷害病人，例如雖然想要幫病人，但是萬一開刀或用藥產生副作用、併發症而傷害病人，就不能做；公平：治病，不管病人年齡、膚色、種族、貧富，都需一視同仁，甚至視病如親。

倫理準則有三個不同的層次：法律規範是最低的標準，要求你不能傷害別人；倫理是更高層次，除了不傷害

別人，還要尊重別人；宗教則是除了不傷害、尊重別人之外，還要去幫助別人。佛陀告訴我們，人生無常、諸法無我、因果無昧、無邊無盡；因緣果報，不管你相不相信因果，因果不會錯過，俗話說，善有善報，惡有惡報，不是不報，時候未到。佛陀也說「四聖諦：苦、集、滅、道」，人生苦，苦有因，苦的因緣是可以被停止、消滅的，那就是道；四聖諦，是理解人生的真實道理。ABCDE 五項醫學倫理原則高於法律與基本倫理，符合佛陀教義的醫療原則。

「10 C」經營策略

慈濟醫院的經營策略是希望提供民眾，十全十美兼具專業與人文的醫療服務；方便、舒適的就醫環境；完整、持續、整體的醫療照護；符合環保節能、電子化、有效益的執行方式；富有愛心的、以社區為導向的醫療關懷。慈濟醫療揉合科技、人文與愛，這十個經營策略恰巧可以用十個英文字母「C」為起頭的字彙來簡單概述：

一、溫馨接送情：方便（Convenient）

二、自在無礙行：舒適性（Comfortable）

三、服務全方位：提供完整的服務（Complete）

四、醫療不打烊：連續性醫療運作的概念（Continual）

五、身心皆安樂：整體性的照顧（Comprehensive）

六、用心愛大地：身心環保（Conservational）

七、科技做先鋒：以電子化為基礎（Computer-Based）

八、永續心經營：注重效益（Cost-Effective）

九、大愛無止盡：愛的服務（Compassionate）

十、社區好厝邊：以社區為導向（Community-Oriented）

健康促進 醫療標竿

一走進慈濟醫院的大廳，不論哪家慈濟醫院，矗立在正前方一定是「佛陀問病圖」，這是慈濟醫療志業尊重生命、濟世救人的精神指標。每當走進大廳，隨時提醒著自己肩頭上承擔的美好使命，讓醫療團隊秉持著佛陀「醫病醫心」的本懷，提供民眾身、心、靈，全家、全時的照顧。

聯合國世界衛生組織（WHO Collaborating Centre）歐洲區署為鼓勵醫療院所走出醫院，進入各社區為民眾促進健康，於 1990 年成立「健康促進醫院國際網絡」（The International Network of Health Promoting Hospitals & Health Services，以下簡稱 HPH 國際網絡），以全面發展健康促進，並自 1993 年起每年召開『健康促進醫院與照護機構國際研討會』（International Conference on Health Promoting

Hospitals and Health Services，以下簡稱 HPH 國際研討會），慈濟醫療志業自 2008 年起開始參與 HPH 國際研討會，且積極發表健康促進成果。

慈濟醫療志業各院全力推動「健康促進醫院」（HPH），同時針對「領導管理、病人與家屬、同仁、社區、環境、心靈健康」六大面向，同步營造，在世界推動健康促進的團體中相當罕見。其中大林慈院是體系內第一家推行醫院。2012 年第 20 屆 HPH 國際研討會上在 HPH 國際網絡全球五大洲 2,500 多家會員醫院中，大會首度頒發「健康促進醫院全球典範獎」給大林慈濟醫院，並於 2013 年榮獲首屆「國際低碳醫院團隊合作最佳案例獎」。

2010 年 4 月第 18 屆 HPH 國際研討會辦理時成立了 HPH 國際網絡下「健康促進醫院與環境友善國際委員會（Task Force on HPH and Environment，以下簡稱 TF）」，期望結合 HPH 國際網絡、國際無害醫療組織（Health Care Without Harm，以下簡稱 HCWH）及臺灣的力量，共同推動醫療院所之環境永續行動，將健康照護部門由資源高度耗用者反轉為環境保護者。

因肯定臺灣對於低碳醫療照護的努力，HCWH 大會決議於臺灣舉辦「2017 年亞洲區綠色醫院論壇（Green

Hospitals Asia Conference 2017）」，並由慈濟醫療法人籌辦。2017 年 10 月 20 日~21 日於國民健康署指導下，由臺灣健康醫院學會、慈濟醫療法人及 HCWH 主辦「亞洲綠色醫院國際研討會」，分別展開「2017 年亞洲區綠色醫院論壇」及「2017 年健康促進與照護機構國際研討會」，並針對國際研討主題「打造低碳的醫療照護」及「許一個健康的未來—健康醫院之發展」進行經驗交流分享，兩日共有 10 個國家及近 600 位海內外專家學者、健康促進推動人員參與，期待全球邁向健康的願景。

維持醫療單位運作需耗費較大能源，節能減碳本來就是醫療場所該做的工作。慈濟各院均以環保為基礎，每位同仁日日投入節能減碳，軟硬體全面落實。在慈濟醫院，有大到整體性硬體設備節能考量設計，但也有細緻到日常工作中看似不起眼的小動作，卻能夠日積月累地呈現出節約能源的效果。

其實每家慈濟醫院，從內到外都是綠色建築的具體實踐。醫院外的地面是清一色的連鎖磚，不僅讓土地能夠呼吸，每次大雨過後，地面上鮮少積水。在院內有各種省電、省水的裝置，像中水回收設備，將收集的雨水、廢水等次用於馬桶沖水、園藝澆水，每年省下可觀的水費；還

有徹底的垃圾分類，甚至做到垃圾前分類，盡量將垃圾的產量降低。

在各家慈濟醫院的餐廳旁有一個讓人印象深刻的洗碗區，原來同仁都養成了隨身攜帶環保餐具的習慣，到餐廳用餐後可以隨即把碗筷洗淨，衛生又環保；而在病房區的病人用餐，醫院也是一律提供環保餐具，更鼓勵病人自行準備環保餐具。

為了滿足口腹之慾，大規模飼養動物造成的二氧化碳量非常驚人，甚至有國家考慮依飼養牛隻的排氣量課稅，以降低甲烷排放而造成的溫室效應。慈濟各院全面推動素食，包括病房訂餐、外包餐飲與便利商店也都是販賣素食，不僅有益健康，也是心靈環保的落實。慈濟的醫療環保獨步全球，在臺灣也獲得衛福部及環保署的肯定。

為守護生命，守護地球，醫院的影像檢查全面電子化，如 X 光、電腦斷層、核磁共振等皆以電子影像傳輸系統。在無紙化病歷推動上，病歷、醫囑、護囑、檢查系統逐年電子化，並將電子病歷系統結合電子簽章，做到安全層層把關，提供更有效率的醫療資訊服務。未來慈濟醫療將持續努力落實資安管理系統，朝向建構完整電子病歷、全面電子化的國際典範醫院邁進。

　　慈濟醫院的醫護同仁不僅參與病人居家的往診，即時的給予病痛的減輕，更進一步協助居家的關懷，幫忙打掃、整理環境，讓他們能夠生活在健康的環境中；而我們更善盡世界公民的責任，不僅在臺灣參與義診活動，更參與海外的義診，從斯里蘭卡、印尼、菲律賓到大陸，實地到醫療與物資困乏的地方給予最真摯的援助，同時也在院內發起各項募款活動，讓同仁在發揮專業以外，更能培養一分付出的歡喜心。

　　在社區方面，我們有各類健康促進的團體經營，並透過篩檢來提高疾病發現的效果。同時為了提供連續性的照顧，與地方的診所、社會服務團體合作，共同建構完整的照顧網絡。而對於同仁，我們深信有快樂的同仁才有好的服務品質。其實，在醫院服務的人，卻有可能是最不容易從事健康行為的一群。透過硬體的建置、運動性團體的經營、院內多頻道播放系統的傳播，期待醫護同仁都能成為健康的典範，不僅從事專業的醫療服務，並且知行合一，透過本身健康的形象來影響病人。

　　惟有從六大面向，全方位推動並落實健康促進，才是回歸到醫療本質，真正是健康促進醫院。而且，只要同仁都能了解施比受更有福的道理，投入推動，其實最有福

氣的就是我們的同仁！慈濟醫療推動健康促進醫院的成果，短短幾年就獲得國際肯定，健康促進醫院的推動，讓院內同仁健康、病人健康、環境怡人、社區民眾也健康。人人身心靈健康，人間從此更美好。

永續發展目標

　　慈濟醫療法人於 2019 年 7 月完成第一本「永續報告書」與其專屬網頁設計，並獲得 2019 臺灣企業永續獎頒發三項大獎：「企業永續綜合績效」績優獎、「企業最佳單項績效」社會共融獎、「企業永續報告書獎」金獎。所有大眾都可從專屬網站（http://www.tzuchi.com.tw/CSR）下載本報告書。

　　慈濟醫療志業始自 1972 年證嚴上人於慈善工作推動中有感於「貧由病起，病由貧生」，遂於花蓮市仁愛街成立「慈濟功德會附設貧民施醫義診所」，並於花東偏鄉義診往診，14 年間免費施醫施藥，嘉惠超過 14 萬人次。自 1986 年匯聚臺灣大眾愛心而建成的花蓮慈濟醫院啟用之後，慈濟於全臺逐步設立七家慈濟醫院，建構愛的醫療網。慈濟醫療肩負社會責任，遂出版「社會責任暨永續報告書」，讓大眾更了解慈濟醫療志業努力的成果及永續發展之方向。

　　2019 年永續報告書彙整了 2016 到 2018 年間，六家
慈濟醫院與斗六門診部（2019.1.5 升格為斗六慈濟醫院）
共同努力的成果。海外各機構對於慈濟醫院能做到全院推
動素食、環保資源回收、設立太陽能發電路燈，鼓勵同仁
騎腳踏車代步、組織運動社團、院慶路跑活動等等，都非
常讚許。慈濟醫療是以聯合國永續發展目標（SDGs）做
骨架，把醫院的發展架在其上。

　　2019 年慈濟醫療永續報告書獲得評審團高度肯定，
榮獲醫院類組「企業永續報告金獎」之殊榮。報告書
以「醫院經營與發展」、「誠信道德」、「危機應變與持續
營運」、「醫療專業品質」、「醫病關係」、「醫學教育訓練」
及「慈善醫療與社會援助」等 7 項重大主題作為主軸，
說明慈濟醫療的經營理念、策略與近三年成果。這些成
果彰顯慈濟醫療在回應聯合國 17 項永續發展目標中的八
項目標之具體作為，包括：（1）消除貧窮、（3）健康與
福祉、（4）教育品質、（5）性別平等、（8）就業與經濟成
長、（13）氣候行動、（16）和平與正義制度、（17）全球
夥伴。

　　在非營利組織及國營事業類組更獲得「社會共融獎」
第一名的肯定。2016 年 ~2018 年成果包含投入醫療救

濟、社區醫療服務及社會服務等事項總計受惠人次約 591 萬人次；承擔健保 8 個醫療資源不足地區巡迴醫療服務 5 萬 5 千人次；國內偏鄉義診 442 場次，投入 1 萬人次，服務 3 萬人次，社區到宅往診服務投入 1 萬人次，服務 5 千人次，成效卓著。「慈善」是慈濟創院的初心，關懷弱勢，從急難救助、長期扶困，到居家關懷與往診，並配合國際慈濟人醫會，提供海內外災難緊急醫療及義診。

此外，慈濟醫療法人將永續性策略整合於志業經營理念中，殊堪國內大學及醫院典範而獲得第三項大獎「臺灣永續企業績優獎」肯定。2016 至 2018 年，慈濟醫療在此項目之成果包含獲國家生技醫療品質獎 3 項銅獎及 1 項銀獎殊榮，並獲生策會 SNQ 國家品質標章等共 35 項獎項。研究創新方面，取得 26 件專利，其中 4 項獲生技醫療科技政策研究中心頒發國家新創獎肯定；7 項創新研發技術轉移給生技產業帶動醫療健康科技產業發展；5 項專利授權給生技產業，將研發成果實質幫助病人。每年投入醫療救濟、社區醫療服務及社會服務等事項，占醫療收入結餘比率超過 25%，2018 年甚至達到 48%。此外，慈濟醫療亦積極推動節能計畫與低碳飲食，減少 10,692 公噸 CO_2 溫室氣體排放。

醫療人文典範 展望幸福願景

　　佛教「慈、悲、喜、捨」四無量心在慈濟醫療的具體實踐，就是「以慈悲心照護，以歡喜心給予」，營造出慈濟溫暖的醫療人文。基於這樣的理念，成立55周年的慈濟，在全球慈濟人及善心人士的護持下，在臺灣與海外組建出相當多數量的醫療服務基地。

　　至今（2020年），慈濟在臺灣的醫療網包括花蓮、玉里、關山、大林、臺北、臺中及斗六等七家醫院，在嘉義另有一家診所。2020年10月27日，慈濟醫療體系第一家中醫醫院也在苗栗縣三義鄉慈濟園區開工動土，預定2023年完工營運，將提供慢性病診療、中醫調養、長期照顧及樂活養生等醫療健康服務。

　　慈濟在海外也有不少義診據點、診所及醫院，包含美國南加州的洛杉磯慈濟義診中心、阿罕布拉（Alhambra）佛教慈濟醫療中心、愛滿地（El Monte）慈濟社區門診中心、夏威夷慈濟義診中心，美國紐約分會與艾姆赫斯特醫院（Elmhurst Hospital）合辦健康門診中心；菲律賓有慈濟眼科中心，馬來西亞有三家免費照護腎友的洗腎中心（檳城慈濟洗腎中心、北海慈濟洗腎中心、吉打慈濟洗腎中心），以及馬六甲慈濟義診中心、吉隆坡

慈濟義診中心、巴生慈濟義診中心；橫跨歐亞兩洲的土耳其也已設立慈濟義診中心。

在二億五千多萬人口的印尼，慈濟在整頓紅溪河後興建金卡蓮大愛村，在大愛村中成立大愛義診中心，2008年改制為「印尼慈濟大愛醫院」，2017年2月5日獲准升級為C類型醫院，提供內科、外科、兒科及婦產科服務。印尼興建中的慈濟綜合醫院，目標是成為印尼第一家可進行骨髓（幹細胞）移植的醫院，在籌備期間曾多次參訪臺灣的慈濟醫院，希望將慈濟醫療人文複製到印尼慈濟醫院。在大陸蘇州設立慈濟門診部，守護民眾的健康。新加坡人醫會也成立了福慧健檢暨義診中心，深入社區，照護弱勢貧病民眾。

慈濟醫療志業立足臺灣，提供全人、全家、全程、全隊、全社區的「五全照護」，希望將醫療人文愛灑全球，成為國際醫療人文典範。慈濟醫療志業將以聯合國十七項永續發展目標為標竿，向「成為專業與人文最優質之國際化醫療體系，貢獻人類，愛護地球」的願景邁進。

目次

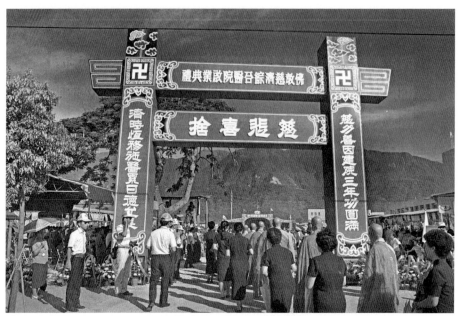

花蓮慈濟醫院啟業典禮

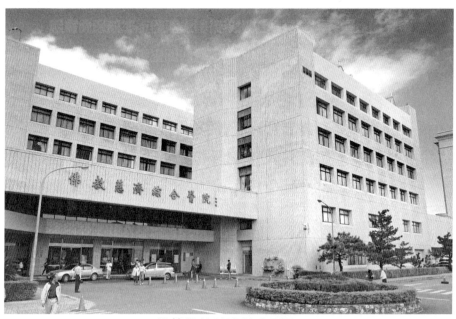

花蓮佛教慈濟綜合醫院

第 ❶ 章
花蓮慈濟醫院

花蓮慈濟醫院院長室

　　全球慈濟人的心靈故鄉在花蓮，慈濟的醫療體系也從這個安寧祥和的後山淨土開始啟動。1966 年，證嚴法師在花蓮創辦佛教克難慈濟功德會，由此開展廣布全球的慈濟世界。基於佛教慈悲喜捨的精神，證嚴法師以「為佛教、為眾生」為使命，一步一腳印，先推動慈悲濟世的慈善工作，後來有感於眾生「因貧而病、因病而貧」的悲苦，在花蓮地區一群心中有大愛的醫師的護持下，於 1972 年在花蓮市仁愛街開設「慈濟附設貧民施醫義診所」，開始推動醫療義診。14 年後，1986 年 8 月 17 日花蓮慈濟醫院正式啟業，並在因緣俱足下，逐步在東臺灣的玉里、關山、嘉義大林、臺北新店、臺中潭子，以及雲林斗六等地成立醫院，構建慈濟的醫療體系，守護各地區民眾的生命與健康。花蓮慈院並於 2002 年獲准升格為醫學中心，以「感恩、尊重、愛」為東部地區提供優質的醫療服務。

發展緣起

　　為了「防貧止病」，慈濟克難功德會於 1972 年 9 月，在花蓮市仁愛街成立「慈濟功德會附設貧民施醫義診所」，每個星期固定舉辦二次義診，醫護團隊來自臺灣省立花蓮醫院，包括小兒科張澄溫醫師、外科黃博施醫師、婦產科朱龍陽醫師、內科鄒永宏醫師等，這一群對人間有愛的醫護人員，每個人都是志工。

　　每逢義診日，證嚴上人必定親自到義診所，關懷就診的病人，向支援的醫師表達感恩，甚至參與義診工作，在藥劑師配好藥品後，協助包藥。然而，義診所只能幫助感冒、慢性病或營養不良的人改善症狀，若遇到病情較複雜或需要進一步檢查病人，就必須轉介到花蓮醫院。遇到重大疾病還必須外送病人到北部就醫，儘管有慈濟人設法協助一切，若要根本終結貧病相生的惡性循環，慈善必須結合醫療。

　　1979 年 5 月，證嚴上人向印順導師提出建院構想後，在 7 月的委員聯誼會上宣布籌建「佛教慈濟醫院」的計畫，同年 9 月，功德會向臺灣省社會處申請設置「財團法人佛教慈善事業基金會」，12 月獲准立案，1980 年 1 月 16 日，完成法人登記。

　　在東部偏鄉設立大型醫院其實倍極艱辛，但當時年輕的證嚴法師不捨眾生苦的慈悲心，以及濟度眾生的堅強意志與決心，不僅激勵了慈濟弟子的毅力，更感動了包含先總統經國先生、孫運璿院長、林洋港部長、李登輝省主席，以及臺灣省與花蓮縣的各級長官，在這些眾多貴人的幫助下，終於圓滿完成東部醫療史的奇蹟，讓東部地區的民眾，有了一個可以守護生命、守護健康的磐石。

慈善醫療 人本關懷

　　從 1972 年在花蓮開啟「慈濟附設貧民施醫義診所」，至 1986 年花蓮慈濟醫院正式啟業，慈濟醫療與慈善形成功能互補，分別從健康與經濟二個層面，照顧東部偏鄉的貧病民眾，實踐與延伸了慈濟的慈善志業。

　　花蓮縣幅員廣大，南北狹長約 137.5 公里，東西寬約 43 公里，面積為臺灣各縣之冠。慈濟醫療體系建立之前，花蓮也有省立花蓮醫院和門諾醫院等公私立醫院，但是西部平均 1.5 平方公里就有一位醫師服務，東部卻是平均 9.9 平方公里才有一位醫師，花東地區居民平均壽命比臺灣西部少 5 歲。加上東臺灣山區多，平原僅約 10%，許多偏遠地區山高水深，交通不便，居民遇到重大疾病或

緊急疾病，必須送往西部大型醫院救治。但當時崎嶇難行的蘇花公路最窄處僅有 3.5 公尺，很多路段極為險峻，一面是陡峭的山壁，另一面則是臨海的懸崖，1980 年代開始逐步拓寬，到 1990 年才開放雙線通車。

　　花蓮偏處東部的地緣特性導致對外交通的困境，通往北部地區的蘇花公路有如天路，除了增加農作物外送的人力與經濟成本之外，更直接影響到有緊急或重大醫療需求的貧病民眾，病患及家屬必須忍受舟車之苦，甚至經常搶救不及。

　　知名的醫學人類學家 Nancy Scheper-Hughes 於 1990 年代提出「終極關懷」（ultimate concern）的概念，強調生命的存在和尊嚴是最重要而基本的關懷。花蓮慈濟醫院的設立一方面極大的降低了民眾生命的風險，同時減少弱勢家庭在健康維護上的支出，相對的提升了這些家庭的經濟韌力。結合慈善救助的慈善醫療，不僅守護民眾生命健康與經濟福祉，也落實了對民眾的終極關懷。

眾緣和合 成就大愛

　　建立大型醫院不僅需要大面積土地與龐大的資金，同時也需要優質醫護與管理人力的熱情投入。土地與資金的取得都備極艱辛，最終得以克服這二個困難的主要因

4

素,一方面是證嚴上人對搶救民眾生命的卓絕悲願,不僅撼動慈濟人的心,也感動了心繫百姓福祉的各級政府與民意代表,只有眾緣和合,方能成就無私大愛。

花蓮慈濟醫院籌建過程中,證嚴上人濟助貧苦眾生的悲願除了慈濟弟子的護持外,也獲得各方善緣的支持。在花蓮本地,花蓮縣議會 19 位議員提案支持,1980 年 10 月 16 日,縣長吳水雲在省主席林洋港先生視察花蓮的行程中,特別安排了精舍之旅,林主席承諾會盡力協助建院用地問題。隔天,縣政府召開慈濟醫院建地協調會議。19 日,總統經國先生到基金會聽取慈濟的社會工作概況,除表示安慰與肯定,在得知慈濟建院土地的問題後,立即指示花蓮縣長要給予協助。在各級政府部門主管、秘書與承辦人員的鼎力協助下,建院土地的取得和用途變更的繁雜冗長程序,最終順利圓滿完成。

募集建院資金的過程雖然艱辛,但也見證臺灣民眾善念的奇蹟。建地問題解決後,慈濟建立醫院的消息開始受各界矚目,慈濟委員更積極展開募款活動。上人也勉勵各地的委員要積極行動,讓建院的夢想成真,所有的委員都是慈濟建院的發起人,每一個人播下一粒健康的種子,就會有健康的果報。

　　慈濟弟子及社會善心大德是建立花蓮慈院極為關鍵的因素，建院基金有較大金額的捐助者，更多的是本身經濟並不寬裕的小眾捐助，有的捐助者甚至先向雇主預支一筆金額捐助，而後分年從工資扣還。大眾全心付出捐款救人的事蹟，編織出一幅震撼人心的大愛篇章。

　　人力的投入是一項難如登天的任務，包括如林碧玉副總執行長那樣願意全力付出，執行第一線工作的志工，參與運籌帷幄的專業籌建委員、董事、顧問等，都有各自的忙碌，還要投入花蓮偏鄉的建院工作，是極高難度的任務。只有無私大愛的慈悲心，才有可能讓這麼多的專業人才應允，成為湧現大地的菩薩。

　　籌建期間，1981 年 9 月成立的「佛教慈濟綜合醫院籌建委員會」，共有七位建築委員，包括證嚴上人、修觀法師、朱斐居士、臺大醫院杜詩綿和曾文賓二位副院長、國泰醫院王欲明副院長、建築界理事會高而潘會長等人，並邀請印順導師擔任主任委員，曾擔任玉里林區管理處長的鄭柏與錢時濤二位先生擔任顧問。籌備委員先後召開會議超過 200 次，參與義診所的張澄溫醫師、朱隆陽醫師，第一次響應捐款的東海大學陳燦輝教授等熱心人士，也獲邀參與籌建顧問工作。

　　然而，在取得國有財產地的過程公文往返程序繁複且費時，在 1982 年 11 月 23 日到花蓮視察的行政院長孫運璿，聽完慈院建院簡報後，才解決了預定的建院用地問題。但在準備向花蓮縣政府申請建築執照期間，1983 年 4 月 16 日接獲國防部公文，函示軍方要徵用這塊土地建設空軍佳山基地。

　　面對建院基地的變化，縣政府與中央各級政府也很關心，希望證嚴上人不要放棄。李登輝主席獲知此事後，立即指派專案小組到花蓮，協助尋找合適的用地。內政部長林洋港也指示國防部部長宋長志尋求解決辦法。在各級政府協助下，5 月 23 日，李登輝主席批准將省立花蓮高級農業職業學校農場實習用地約九公頃，撥作慈院的新建地，另外由軍方提供位在吉安鄉的空軍防校的部分土地，作為花蓮高農實習農場（現今的知卡宣森林公園），由軍方、農校與慈濟三方換地。長達五年的籌建工作終於塵埃落定。

　　在完成變更都市計畫程序取得新建地後，於 1984 年 4 月 24 日舉行第二次動土典禮，由印順導師與林洋港部長共同主持，也藉此發布慈濟醫院位在花蓮市新生南路八號的新院址（現改為中央路三段 707 號）。

　　除了籌建委員、顧問等專業菩薩，以及各級長官的全力協助之外，後續建院工程的一磚一瓦、每一杯茶水，都有無數志工的菩薩身影，也是塑造慈濟醫療的典範。

大愛護持 仁醫典範

　　啟業前一年的招考醫師，僅有二位牙科醫師報考。幸好有臺大醫院資深醫師教授的襄助，包括院長楊思標教授、副院長杜詩綿、曾文賓教授，以及國泰醫院王欲明副院長等仁醫的協助，並透過和臺大醫院建教合作的方式，才解決一部份棘手的問題。但各科主治醫師仍然沒有著落，在臺大醫院外科主任陳楷模醫師的協助下，才有第一位臺大醫院醫師陳英和應允前來。在早期即前來支援的小兒科王本榮醫師（慈濟大學榮譽校長，現為慈濟教育志業執行長），原本以為來支援一個月就可以了，沒想到和慈濟結了不解之緣，至今 35 年，仍然堅毅地走在慈濟的菩薩道上。

　　在院長人選方面，1980 年即參與醫院籌建工作的杜詩綿教授，是國內耳鼻喉科權威，在臺大醫院任副院長期間有豐富的行政經驗，但在慈院第二次動土期間，被診斷出罹患肝癌，研判餘命只有六個多月，證嚴上人得知此事後，十分憂傷。1985 年 5 月，上人堅決禮聘杜詩綿為慈

院首任院長，曾文賓醫師擔任副院長。

在花蓮慈濟醫院的發展過程中，臺大醫院多位教授感於證嚴上人的悲願，以及杜詩綿院長帶著肝癌到花蓮奉獻的精神，因此包括婦產科李鎡堯教授、腸胃科王德宏教授、內科消化系王正一教授、外科陳楷模教授、骨科劉堂桂教授、耳鼻喉科徐茂銘教授、胸腔內科楊思標教授（慈濟護專創校校長）等大醫王，都發心到慈院開設特別門診。這些有大慈悲心的仁醫都是創造慈濟醫療史的醫界典範。

愛心匯聚 始終如一

花蓮慈院 1986 年 8 月 16 日正式啟業，立即實施不收「住院保證金」制度，這項善心創舉震撼醫界，也得到衛生署重視，於同年 12 月 8 日通函全臺各級醫院廢除住院保證金制度。慈濟醫療對大眾生命健康的愛，至今 34 年始終如一。

慈悲大愛的水滴必然引發愛心的漣漪，自籌建花蓮慈院迄今，各界對慈濟醫療體系的愛心護持從未間斷。花蓮慈院在 34 周年院慶前五日（2020.8.11），舉辦醫療儀器捐贈感恩儀式，感恩來自高雄實業家團隊捐贈眼科、婦產科、心臟外科與神經外科的設備，包含可讓行動不

便的病人也能進行眼科必備檢查的手持式裂隙燈、神經外科應用在精準檢查軟組織傷害的可攜式彩色超音波、手術房中可隨時進行影像檢查的移動式 C 型臂 X 光機、應用於婦科手術的 3D 腹腔鏡與 ICG 螢光影像系統，還有輔助進行冠狀動脈繞道手術的內視鏡血管擷取系統專用內視鏡，從常規檢查到救心救命。這次捐贈的醫療設備都是以病人安全為出發點，輔助醫護團隊提供更高品質的醫療照護。

林欣榮院長表示和高雄實業家楊順合師兄的結緣，起因於幾年前為楊師兄的父親楊老居士治療腦損傷，後來在楊師兄與花蓮慈院常住志工顏靜曦師姊聯手募心募愛，號召十多位實業家共同捐贈，為眼科、婦產科、心臟外科與神經外科增添設備。高雄實業家團隊表示：「我們相信花蓮慈濟醫學中心的醫術，希望這些醫療設備能幫助醫護團隊一起守護生命。」

成立至今即將邁入 35 周年的花蓮慈院，不僅標誌東臺灣醫療史的新里程，更見證十方大德與大醫王的無私大愛，在守護病苦民眾生命與健康的重大社會意義。如今，腦中風、腦部的意外事故，重大創傷，像是車禍、跌落、意外事故造成的重大外傷，急性心肌梗塞、主動

脈剝離等緊急的心臟疾病，以及高危險群妊娠等急重症病人、傷患，都因為有一般外科、神經外科、心臟內外科、婦產部團隊的堅強陣容，得以在黃金時間內搶救寶貴的生命。

醫院規模

至 2020 年 10 月 31 日的統計數據，花蓮慈院包含院聘及各式計劃或院外專款補助聘僱人數共 3,267 人，包括醫師 638 人（包括見實習醫學生、兼任主治醫師、顧問等）、醫事技術人員 637 人、護理人員 1,109 人、行政同仁 437 人，因應長期照護與居家服務需要聘任 122 人，另各式計劃與外部專款補助聘任者共 324 人。

慈濟醫院雖是 1986 年成立的新醫院，但在與臺大醫院建教合作下，初期的醫師陣容已具備相當規模。當時大愛樓醫療大樓為地下一層，地上五層的建築物，建築面積 8,460 坪，病床 250 床。

啟業初期，有內科、外科、小兒科、婦產科、骨科、神經外科、實驗診斷科、放射線科、麻醉科、藥劑科及護理科等醫護團隊；第二年陸續增加耳鼻喉科、牙科、眼科、復健科；第三年增加泌尿科、神經內科、整形外

科；第四年增設家庭醫學科、皮膚科、臨床醫學科、放射線腫瘤科；第五年再增設病理科，總共有23科。在第一個五年，已擁有48位主治醫師、51位住院醫師，護理同仁也自啟業的61人增加至237人。

　　啟業隔年，1987年12月動工興建的二期醫療大樓感恩樓，為地下2層、地上10層的建築物。1989年7月，曾文賓副院長接任第二任院長，每日門診服務人次由啟業的100餘人增至1,000餘人，病床數也自108床增至575床，成為花蓮的區域醫院。二期醫療大樓於1990年11月起陸續啟用，至全部啟用已擁有897張病床，成為東臺灣規模最完善的醫院。

　　即將邁入35周年的花蓮慈濟醫學中心醫院建築共有四棟大樓：大愛樓（地下1層地上6層）、感恩樓（地下1層地上10層）、合心樓（地下1層地上6層）、協力樓（地下1層地上10層）。總樓地板面積（不含停車場）共計107,970平方公尺，共30科，病床數共971床，包括一般病床713床（含急性病床500床、急性精神病床40床、慢性病床173床），特殊病床258床（含骨髓移植病床、安寧病床、加護病床、燒傷加護病床等）。

　　在歷任院長用心規劃、醫護同仁全力投入，以及慈

濟基金會與志工的全力支持下，花蓮慈院在各個階段都有顯著的發展。花蓮慈院歷任院長在各自的醫學領域享有極高的聲望與風評，院長任期與專長列於下表：

一	1985.08.01~1989.06.30	杜詩綿（耳鼻喉科）
二	1989.07.01~1999.06.30	曾文賓（心臟內科）
三	1999.07.01~2002.06.30	陳英和（骨科）
四	2002.07.01~2007.03.26	林欣榮（神經外科）
五	2007.03.27~2010.06.30	石明煌（麻醉科）
六	2010.07.01~2011.06.30	林俊龍（心臟內科）
七	2011.07.01~2016.06.30	高瑞和（血液腫瘤科）
八	2016.07.01~ 迄今	林欣榮（神經外科）

花蓮慈院於 1989 年進入區域醫院時期，加上第二期醫療大樓啟用後，編制增加，組織規模也更為複雜。為因應日漸擴張的志業，基金會於 1990 年成立管理中心，醫務管理逐漸從傳統的醫師院長管理模式，轉變為借重受過專業訓練的醫管人才，以輔助管理院內各項工作。

區域醫院時期共 10 年，1999 年進入準醫學中心，這時期花蓮慈院已是花東最具規模的區域教學醫院，並以升格醫學中心為目標，組織分工更形專業化，陸續增設社區

醫學部、神經醫學科學中心與教學部等。

骨科主任陳英和醫師 1999 年 7 月接任第三任院長，除秉持前任院長努力的成果，更以通過醫學中心評鑑為重點任務。2000 年，帶領慈院通過 ISO9002 認證，並將慈院的醫療觸角延伸至花蓮縣南區的玉里鎮和臺東縣關山鎮，為偏鄉居民提供醫療的可近性，讓病人得到適切的醫療照護。玉里和關山慈濟醫院也在陳英和院長任內，分別於 1999 年及 2000 年啟業（參見本書第 ❺、❻ 章）。陳院長在擔任院長期間，已將醫院院務從社區健康照護提升到尖端的醫療科技，成立多功能全方位照護體系，如毒藥物諮詢中心、災難救護中心、化學災害總指揮中心、癌症醫學中心、神經醫學科學中心等。

2002 年 7 月，副院長林欣榮接任第四任院長。陳英和院長獲聘名譽院長。林欣榮院長於 2001 年 12 月自三總醫院退休後到花蓮慈院任副院長，帶來最新的神經外科治療技術，整合了神經內外科、放射科、核子醫學科和精神科，成為「神經醫學科學中心」；由一群醫師組成團隊，聯合門診、集體診療。舉凡巴金森病、腦瘤、癲癇等病人到慈院，不必操心應該看那一科，只要說出主要的症狀，即可獲得最好的檢查和治療。

　　花蓮慈院在 2002 年 3 月通過醫學中心評鑑，成為東臺灣首家、也是至今東部唯一的醫學中心，也是特重症疾病的後送醫院。從 2002 年開始，慈濟醫療邁向新的里程，為東部地區民眾提供高品質的醫療服務。

　　從 1986 至 2002 年的 16 年間，前五年是篳路藍縷，但在艱困中仍厚植人文醫療精神；第二個五年，人才逐漸匯集，醫院開始發展高端醫療科技；之後的六年，結合人文與科技，強調高品質、高科技、整合性的醫療服務，不只是醫病，更是醫人醫心。其後的 15 年間，先後有石明煌、林俊龍及高瑞和等三位院長用心帶領。2017 年，花蓮慈院六度通過嚴格的醫學中心評鑑。

　　2016 年 7 月，林欣榮院長再度回歸接任院長，證嚴上人交付「品質提升、人才培育」兩大任務。林院長與全院團隊一起思索、規劃、向前邁進，透過創意整合醫療照護流程、創新研發新藥，提升品質；在培育人才上，除了透過院內、院外、出國等訓練，有計畫的育才之外，也積極覓才，更積極透過慈濟醫療與教育志業之間的院校及院際合作；希望藉此一起追隨證嚴上人的慈善腳步全球化。

　　2016 至今四年來，花蓮慈院強大的醫療能量不僅支援慈濟體系醫院，每年在玉里慈院都有超過 600 人次的醫

療支援，在關山慈院也增加至 500 人次的照護，三院合力深耕偏鄉醫療，不計成本，只為提升偏鄉醫療品質。醫師支援足跡至羅東聖母醫院、宜蘭仁愛醫院、宜蘭陽大附設醫院、部立花蓮醫院與豐濱原住民分院、臺北榮民總醫院玉里分院、臺東馬偕醫院、臺東聖母醫院等宜花東友院的醫療服務，以及花蓮七家安養中心，落實「醫師動、病人不動」的醫療理念及目標。

在臨床醫療照護及教學研究上，設有醫務部、外科醫學發展中心（外科部、器官移植中心、人才培育中心、創新技術研發中心）、神經醫學中心（精神醫學部、神經內科部、神經外科部、神經加護病房、腦中風中心、巴金森暨動作障礙治療與研究中心）、心臟醫學發展中心（心血管研究中心）、癌症醫學中心（血液腫瘤科、放射腫瘤科、癌症研究中心）、緩和醫學中心、醫療人文實踐中心、循環維生暨創新醫材研究中心、肝膽腸胃創新研究中心、能量醫學中心、中西醫合療研究發展中心、研究部、吞嚥治療中心、幹細胞與精準醫療研發中心、教學部、國際醫學中心、運動醫學中心、高齡社區醫學部（社區醫學中心、高齡健康中心）、長期照護部。

其中，醫務部下設內科部（一般醫學內科、腸胃內

科、心臟內科、風濕免疫科、感染科、胸腔內科、腎臟內科、新陳代謝及內分泌科、重症加護）、婦產部、急診部、骨科部、麻醉部、泌尿部、耳鼻喉科、整合醫學科、外傷中心、高壓氧治療中心、小兒部、眼科、復健醫學部、家庭醫學部、解剖醫學科、中醫部、牙科部、職業醫學科、遺傳諮詢中心、消化系功能檢查室、影像醫學部、核子醫學科、核醫製藥科。

花蓮慈院已擴展 37 個特色醫學中心，廣邀 600 位醫療護理研究相關人才來到花蓮服務，全院同仁含計畫聘僱人員約 3,000 人。花蓮慈院擁有 200 多位主治醫師，60% 具備部定教職。

花蓮慈院 34 年來在醫院空間、科部、中心、醫療設備和醫護專業人員的發展，一方面使花蓮慈院成為東部地區唯一的醫學中心，但更重要的是與醫學中心相對應的醫療設備與醫療水平的顯著提升，以及醫療服務能量的擴增。

下表所列的本院過去 5 年來主要的醫療服務數據，顯示花蓮慈院承擔了相當大量的醫療需求，除了每年六、七十萬人次的門診外，每年超過 5 萬人次的急診，住院平均約 3 萬人次，手術超過 2 萬人次，加上超過 6 萬人次的

醫療志工,以及每年超過 1,000 場次的社區服務,服務社
區民眾平均約 5 萬人次。這樣的服務能量充分彰顯本院守
護生命、守護健康、守護愛的社會功能。

花蓮慈院 2015-2019 年醫療服務人次(全年度統計)

	2015	2016	2017	2018	2019
門診	626,835	622,013	648,602	677,418	704,791
急診	51,676	54,776	52,344	52,297	54,915
住院	26,951	28,237	28,539	30,323	34,708
手術	19,280	20,364	21,264	22,686	22,470
平均每日門診	2,235	2,233	2,345	2,441	2,554
平均每日急診	142	150	143	143	150
醫療志工人次	66,393	64,783	66,525	62,567	61,268
資料來源:各年度慈濟年鑑					

醫療特色

做為花東地區唯一的醫學中心,花蓮慈院在急重症
與慢性疾病的治療,以及創新藥物與療法的開發上,都發
展出獨有的特色,為民眾的生命與健康築起堅強的防護

牆。例如在創新藥物與療法方面，林欣榮院長與創新研發團隊研發漸凍人新藥、萬能幹細胞之神經分化關鍵技術，以及他參與以光電聲進行比對的「腦內導航」腦手術監控系統等三項研究成果，均獲得 2017 國家新創獎肯定。2019 年，以發現標靶小分子藥物 EF-001 用於抑制癌症免疫檢查點 PD-L1，使免疫 T 細胞活化，增強惡性膠質母細胞瘤免疫治療效果，是全球惡性腦瘤免疫治療研究大突破，榮獲國家新創獎「學研新創獎」肯定。

在證嚴法師的殷切期盼和醫療執行長和歷任院長的帶領下，花蓮慈院不僅在制度與組織方面都已相當完備，同時有許多科部展現極為出色的成果。下文擬依年代先後，扼要列舉展現顯著特色的科部或中心團隊。

1988—泌尿科：亞洲第一名

1988 年 7 月引進尿路動態機能檢查儀，針對尿路機能異常導致的排尿障礙，提供精確的診斷與治療。1989 年 9 月，完成東部第一例「禁制性尿路分流手術」，為花東地區泌尿科高難度手術開啟新紀元。10 月，發明「膀胱頸懸吊術」新技術，為應力性尿失禁病人帶來重生的喜悅。

花蓮慈院泌尿部開創臺灣泌尿科界少數的先進手術

先河，包括人造膀胱及迴腸膀胱擴大整形術、脊髓損傷病人的排尿障礙治療、婦女尿失禁膀胱頸無切割懸吊手術、膀胱自行擴大整形手術等，

　　為了守護民眾有品質的人生，2002 年成立「排尿障礙治療暨研究中心」，專注於各種排尿障礙之致病機轉及最新治療方式，更利用錄影尿動力學檢查，建立正確的臨床診斷及精準醫療，目前已執行超過 22,000 例，明確的檢查結果加上豐富的臨床經驗，協助制定《臺灣下尿路症狀診療指引》、《亞洲間質性膀胱炎診療指引》及《臺灣神經性下尿路功能障礙診療指引》等重要臨床醫療應用指引。花蓮慈院泌尿部也因而成為亞洲知名、臺灣唯一的錄影尿動力學檢查訓練中心，更有多項臺灣第一、亞洲第一，排名居世界前沿的成果。

　　花蓮慈院泌尿部卓越的成果，每年吸引超過 30,000 人次病人就醫，海外跨國就醫每年也超過 20 人次，將肉毒桿菌素應用於各種下尿路功能障礙的治療領先國際，每年發表重要的治療經驗與研究超過 20 篇論文。查詢知名網站 Expertscape 泌尿科（下泌尿障礙）最新（2020.12.10）的專家名錄，本院泌尿科的郭漢崇醫師（亦為慈大醫學院教授）在全球 27,000 位專家中排名

第 18，為亞洲第一名，也是前 66 位列有名字的專家中唯一的東亞及東南亞專家。

肉毒桿菌毒素不只用在神經性膀胱炎的治療上，也用在一些非神經性的病人身上，都得到蠻好的效果。本院泌尿部應用肉毒桿菌素治療排尿障礙的卓越成果，不僅獲得病人好評，臨床治療與研究成果更在國際間獲得肯定，已經獲得美國 FDA、歐盟 FDA 的許可。2019 年 12 月通過評選得到 SNQ 國家品質標章暨國家生技醫療品質獎醫療院所類銀獎殊榮。

1989—心臟胸腔外科：心衰竭治療

心臟胸腔外科 1989 年 2 月 18 日完成東部第一例開心手術。2000 年，正式成立心臟胸腔外科團隊，也設有體外循環小組。2001 年 7 月，完成第 500 例開心手術。從第一到 500 例，共花了 12 年 5 個月。這期間只有兩位主治醫師。

2002 年開始，心臟胸腔外科團隊陸續有年輕醫師加入，2003 年，取得心臟外科專科訓練醫院的資格；開心手術逐年累計，至 2014 年 12 月 18 日完成第 2,000 例。2019 年啟用東臺灣首間高階整合手術室，並發展心衰竭治療中心，2020 年通過醫策會疾病照護品質認證。

1991—骨科：屢創奇蹟

1986 年創院即設置骨科，從骨科創傷、關節重建、脊椎外科、小兒骨科、顯微手術、運動醫學，到骨腫瘤科，提供所有現代骨科的各次專科醫療服務。尤其是保有顯微手術的技術，以及進行頸椎手術的能力。創院初期就完成治療因意外半身截肢的重大個案。

脊椎外科是慈濟骨科的一大特色。花蓮慈院治療僵直性脊椎炎駝背矯正手術獨步全球。運用經椎弓根椎體（Pedicle subtraction）於此的開刀技術已成為里程碑作法，美國《骨科新知》第八版（Orthopedic Knowledge Update 8, 2008），這本書是全球骨科專科醫師考試的必讀書。花蓮慈院陳英和醫師也是 2009 年美國教科書《小兒脊椎手術》之僵直性脊椎炎章節的作者之一。

1991 年，施行第一例僵直性脊椎炎駝背矯正手術，至今累計超過 170 例。其中有 6 位患者的彎曲程度達 100 度以上，最嚴重的病人是 2013 年 5 月來自廈門的楊先生，他的身體駝背變形超過 200 度，臉部緊貼著膝蓋，看起來就像個「？」的形狀，經慈濟廈門分會及廈門市慈善總會轉介到花蓮慈院接受治療。

除了僵直性脊椎炎矯正手術之外，2014 年完成全世

界醫學文獻上僅出現兩例手術病案報告的極重度先天性膝反曲個案，加上伴隨續發性的踝關節馬蹄足變形，導致治療計畫更加複雜。經過 10 個月的醫療計畫，以創新方式結合「閉鎖式切骨矯正」和「開放式切骨矯正」的手術，陸續在雙膝、雙踝等四個關節共進行 7 次手術。分別是雙膝切骨矯正手術，兩側膝部各自得到 160 度的矯正量；另外在踝關節進行切骨矯正手術、跟腱 Z 形延長術及異體肌腱移植補強，讓雙腿踝關節也都獲得 90 度的改善。不僅保有關節活動度，也成功保有肢體最佳長度，讓原先雙膝反曲身高只有 93 公分的病人，術後成長為 128 公分，並在 2018 年嫁為人婦。

在教學與臨床醫療之外，花蓮慈院骨科團隊關於微創人工膝關節手術器械組的創新製作，以及人工髖關節和膝關節的研發設計，屢屢獲得國內外肯定。創新設計聯髖二號人工髖關節系統，2001 年 2 月於花蓮慈院首次植入此人工髖關節，術後效果良好，且通過美國 FDA 及衛生署檢驗通過進口的醫材，獲得臺北生技獎產學合作銀獎。獲頒 2002 年第一屆國際生醫新創獎、2010 年第七屆國家新創獎。

三十多年來，骨科團隊完成 10 萬多例包含各種骨折

手術，關節重建手術及脊椎手術均屬例行之手術，提供世界級醫學中心的醫療照護與品質，獲得病友的信賴與肯定，更有來自荷蘭、中國大陸等海外病人到慈院接受關節重建手術。

1993—心臟內科：24 小時救心小組

1993 年 5 月，成立花東第一間心導管室後，整合心臟內外科主治醫師與醫技人員成立「二十四小時救心小組」，並與東部各區域醫院、診所形成默契，一旦有急性心肌梗塞發病的病人，一通電話，救心小組成員就能在最短的時間內完成相關術前準備。

經由整個緊急醫療體系的整合，和醫療團隊合作，當病人送達花蓮慈院急診時，救心小組已經啟動並完成待命準備，透過綠色通道直接進到心導管室進行手術，從急診到血管暢通只有 23 分鐘。本院救心團隊陣容堅強，心導管治療已累計將近 35,000 例。

2019 年，與消防救護系統連線，目前花蓮縣消防局救護車上都備有智慧雲端救護系統，可回傳十二導程心電圖，讓急診室掌握患者生命徵象，而心電圖回傳至消防局心電圖群組，由花蓮縣各心臟內科醫師或急診內科醫師協助判定，一旦判斷為急性心肌梗塞時，救護車就會將病人

送往有心導管室的醫院治療，讓病人到院即可進行急救手術。

2001—神經外科：巴金森治療

2001 年 2 月，本院開始使用深部腦刺激術（DBS），以持續高頻深層腦部電刺激視丘下核或是蒼白球內核，藉導線產生的電流來控制並調節病患腦內不正常的細胞活動訊息，進而有效改善病人的活動能力。

2003 年 7 月成立巴金森治療與研究中心，隔年成立神經功能科，並在 2006、2007 年，連續獲國家品質標章肯定。2019 年更率先在臺灣引進二代晶片，進行「指向性深腦刺激手術」，並且研究將其應用在精神醫學領域。

本院 DBS 高水準的醫療技術獲得國際間的認可，至今已成功完成超過 260 例，是臺灣單一醫學中心為巴金森氏症患者執行深部腦刺激術最多的醫院，不僅輔導國內醫學中心陸續完成個案，也輔導中國、泰國、馬來西亞等醫學中心的首例晶片植入。除了輔導國內外約十家醫學中心完成首例個案，還有 30 篇的國際論文。

2002—神經醫學科學中心

結合基礎與臨床醫學，2002 年 7 月成立神經醫學科學中心，整合神經內外科、影像醫學部、核子醫學部和精

神醫學部，一群醫師組成團隊進行聯合門診、集體診療，並朝神經醫學各項領域研究，包括腦功能性疾病、巴金森氏症、腦中風、腦腫瘤等基因治療，發展幹細胞治療、新藥研發等尖端科技。

2002 年 7 月 8 日，神經外科引進最新的全方位導航手術系統，順利為兩名腦瘤患者清除腫瘤，這項系統突破傳統模式，不僅誤差小，手術時間短，也更安全，這也為神經醫學科學中心成立整合性的特別門診，全方位照顧癲癇、腦血管疾病、神經肌肉疾病、運動障礙如巴金森症等需要精密手術的病人。

隨著醫學科技的進步，曾經的不可能也逐漸變成有可能。2018 年 11 月 7 日，由花蓮慈院與鈦隼生物科技股份有限公司，共同完成全球首例腦部導航機器人手術，透過手術用導航機器人，協助醫師精準地將腦室積水的患者，一次到位將腦室引流管植入。這次的 FIH（First in Human）手術為全球智慧醫療樹立重要的里程碑。

2002—腦中風團隊：幹細胞療法

2002 年 12 月，腦中風團隊將具有增生幹細胞，修復身體受傷部位的 G-CSF 運用在治療腦中風上，先歷經近一年的動物實驗，之後進入人體臨床實驗。通常中風指數

14 至 15 分的病人，來院時大多半身癱瘓，講話不清楚，有人甚至已昏迷，若接受一般復健半年到一年，能恢復部分肌力就不錯了，但 2004 年初，在參與人體實驗的病人中，在中風三天內起連續五天注射 G-CSF 幹細胞療法後，有病人在三個月內可站可走，行動力恢復良好，也有病人恢復到可自行吃飯、洗澡、穿衣褲。

不捨難症病人受病苦，花蓮慈院醫療及研究團隊致力在醫療設備、幹細胞療法，及治療惡性腦瘤新藥之創新研發。陸續完成自體脂肪幹細胞治療肝硬化第一期臨床試驗、自體脂肪幹細胞治療陳舊型腦中風第一期臨床實驗，並著手準備進入第二期臨床實驗。另外，與生技公司開發治療惡性腦瘤的標靶新藥，目前也已完成多例人體實驗。

以往癌症患者若要尋求細胞治療療法，都必須遠赴國外，2019 年花蓮慈院通過衛生福利部特管法審核，獲得臺灣第三張細胞治療許可，可以運用細胞療法來治療包含腦瘤、肺癌、食道癌、胃癌、大腸結腸癌、乳癌、肝癌、腎臟癌等第四期實體癌，也是花東首家通過細胞療法核准使用的醫療機構。

花蓮慈院研究細胞治療將近 20 年，2003 年啟用了臺灣醫學中心第一家細胞研製中心，是臺灣第一間 GTP 實

驗室,也是全球第一個提供幹細胞用於腦中風病人的幹細胞研製中心,歷經 15 年後重新規劃再次啟用,期望能承擔起細胞治療的重要使命,守護病人的生命。

目前花蓮慈院已通過衛生福利部《特管辦法》核可治療實體癌症第四期、經標準治療無效之第一至三期實體癌,以及患有退化性關節炎、膝關節軟骨缺損的病人等七項細胞治療(包含免疫細胞五項、非免疫細胞兩項)的適應症;針對腦中風、脊髓損傷、軟組織缺損、慢性傷口等多項與再生醫療相關治療項目,亦已向衛生福利部申請中,期待未來能幫助到更多有需要的病人。

2002—癌症醫學中心

花蓮慈濟醫院整合院內各臨床專科、資訊與行政團隊、癌症關懷志工等資源,於 2002 年 5 月成立癌症醫學中心,不僅合心協力診斷與治療癌症病人,提供民眾自癌症預防、癌症篩檢、早期診斷與治療、以及臨終照護的全方位醫療服務,2008 年更在衛生署首度辦理的癌症診療品質認證計畫中,通過 A 級評鑑。

本院癌症醫學中心目前由副院長許文林兼任主任,包含口腔癌、鼻咽癌、肺癌、食道癌、乳癌、肝癌、胃癌、婦癌、大腸直腸癌、泌尿道癌、血液病腫瘤、中樞神

經系統腫瘤等 12 個團隊。

2003—加馬刀治療腦瘤

本院在 2003 年 10 月引進花東第一臺加馬刀,從此邁入「隔空取瘤」新紀元。加馬刀是在單一療程中,利用 201 道加馬射線集中,如同太陽光的聚光點,直接照射在腦內特定的腦瘤,使腦瘤接受極高的治療劑,周圍組織接收的劑量則減到最低,以達到治療腫瘤而不傷害腦組織的目的。至 2016 年 8 月統計,神經外科團隊利用加馬刀放射治療腦部疾病已完成 1,201 例。

目前腦瘤的治療趨勢,如腦膜瘤、聽神經瘤、腦動靜脈畸形瘤、轉移性腦瘤等,以及各種直徑小於 3 公分的腦瘤,都可以運用加馬刀治療。若腫瘤超過 3 公分,則建議先接受開顱手術移除部分腫瘤,使腫瘤體積變小,再以加馬刀治療,會有很好的成果。

2006—周邊血幹細胞治療

2006 年,林欣榮院長帶領團隊與擁有全球最大華人臍帶血庫的美商永生臍帶血公司合作,在花蓮慈院開啟全球首次的自體周邊血幹細胞治療陳舊性腦中風試驗,利用自體周邊血幹細胞進行腦中風治療人體試驗,至 2012 年已完成第一期、第二期(中國醫大北港附醫)共 37 人體

臨床試驗。其中第二期臨床試驗接受注射周邊血幹細胞治療的病人，在三到六個月後，明顯可見病人的手腳復健情況大幅改善。2017 年 4 月，再度與美商永生公司簽署合作意向書，合作進行「以人類臍帶血單核細胞治療腦中風」人體試驗。

2017 年 1 月，與國璽幹細胞公司簽定幹細胞醫療合作意向書，並接受委託進行「以自體脂肪幹細胞（ADSC）腦部移植治療陳舊性腦中風」第一期人體試驗研究計畫。2020 年進入第二期臨床試驗計畫。

2014—達文西微創新里程

2014 年 8 月，高瑞和院長在擔任院長任內，啟用達文西機械手臂微創手術系統，並成立達文西手術中心，這是東臺灣第一套達文西系統，也是本院邁向高科技微創手術的新里程。達文西機械手臂微創手術系統融合高科技電腦與靈活的機械手臂，不但幫助外科醫師克服體力與腦力的極限，更大幅提升手術品質。歐美地區，包括日本、韓國、臺灣等地，已廣泛使用於婦科、泌尿系統、腸胃道、心臟、耳鼻喉等各種不同手術，全球已執行超過百萬例達文西微創手術。

這套結合螢光影像系統的達文西微創手術系統，

可以讓醫生更有效的定位腫瘤位置，掌握血管走向，讓醫師在切除腫瘤時更加精準，可避免因為腫瘤切除不乾淨，造成再復發機率。耳鼻喉科陳培榕副院長指出，透過3D-HD 及影像放大 10 倍的高解析度立體視野，提供醫師鮮明、高解析度的影像，真實呈現人體組織構造，可以讓醫師更清楚、更精準的判斷病灶位置並執行手術。

2015—256 切電腦斷層掃描

本院於 2015 年 8 月引進花東地區首部「256 切電腦斷層掃描儀」，提供民眾世界級高水準的醫療品質。精密的新儀器不僅大大提升顯影清晰度，更可大幅縮短檢查時間。電腦斷層掃描儀是現代醫學不可或缺的影像檢查儀器，透過非侵入性的方式，透視人體組織器官的外觀。256 切電腦斷層掃描儀平均每旋轉一圈僅需 0.27 秒，能在兩次心跳的瞬間，完整掃描整顆心臟，是心血管檢查的新利器，為東部鄉親的健康帶來更完善的醫療照護。

除了 256 切電腦斷層掃描儀，花蓮慈院也同步引進新一代全方位磁振造影（MRI），新一代磁振造影將原有的儀器功能再提升，孔徑直徑加大至 70 公分，磁體長度縮短至 135 公分，檢查台空間較寬敞，為幽閉空間恐懼症以及體型較大的病人，降低壓迫感，增加檢查的舒適性。

2017—創新研究：惡性腦瘤

2017 年 1 月 26 日，與長弘生物科技公司簽署新藥開發合作意向書，並接受委託執行「以標靶新藥 Cerebraca® wafer 治療惡性腦瘤之第 I/IIa 期人體臨床試驗」。同年 5 月 22 日，雙方再與美時化學製藥簽訂共同開發合作備忘錄，三方結合標靶新藥 Cerebraca®wafer 及美時自主開發之腦癌學名藥 Temozolomide，合併治療多型性神經膠母細胞瘤（Glioblastoma multiformis, GBM），在六月展開第一期臨床試驗。截至 2020 年 6 月，已有 13 人接受此項臨床試驗。

2018 年 11 月 7 日，與鈦隼生物科技公司共同完成全球首例腦部導航機器人手術，不但為全球智慧醫療樹立重要的里程碑，更證明臺灣的醫療及醫材研發水準。

花蓮慈濟醫院病理科醫師、慈濟創新研發中心副研發長韓鴻志教授，獲表揚為 2018 美國國家發明家學會（National Academy of Inventors，NAI）新科院士。韓鴻志教授自 2003 年到花蓮慈濟醫學中心服務，與林欣榮院長、東華大學邱紫文教授合作，成功開發治療惡性腦瘤標靶抗癌藥物，已進入第一期人體實驗。

2019—心臟內外科：高階整合型手術

經過兩年規劃，於 2019 年開始設置高階整合型手術室，八月正式啟用至今，完成四例「經導管主動脈瓣膜置換術」。高階整合型手術室在手術室內建影像檢查系統，可以在手術中提供即時影像，達到更精準的手術治療。花蓮慈院外科部主任張睿智表示，高階整合型手術室在心臟治療的應用，更是能讓心臟內科及外科共同進行「經導管主動脈瓣膜置換術」，透過心導管的方式，就可以完成主動脈瓣膜置換，可說是比微創還要微創，適合應用在年紀較大等不適合開刀的病人。

高階整合型手術室可以應用在包含骨科、心臟內外科、胸腔外科、神經外科、器官移植……等不同科別，對醫療團隊來說有很大的幫助。

2019—小兒心臟科：東部首例小兒心導管

開放性動脈導管目前約有 9 成 5 採傳統手術開刀治療，但手術費時約 2 小時，術後傷口恢復期較長，還會留下疤痕。1993 年五月花蓮慈院成立花蓮第一間心導管室，2019 年九月，本院小兒心臟科裘品筠醫師，安排首例小兒心導管術式，考量新生兒心臟脆弱且體重輕，為了避免開刀可能帶來的風險，決定進行心導管手術。手術前

後時間不到一個小時，術後幾乎不留疤痕。這是東部地區心臟治療的重要新里程。

　　可用心導管治療的先天性心臟病，包括肺動脈瓣狹窄、主動脈狹窄等瓣膜狹窄，或者先天性血管狹窄如主動脈弓狹窄，又或者手術後血管狹窄，可以用心導管技術進行氣球擴張或放置支架來改善，以支架效果較好。

2019—中西醫整合治療

　　花蓮慈院推動中、西醫整合治療，2019 年 4 月成立「急診中西醫整合醫療專區」，讓中西醫合療不只是在門診及住院醫療上，急診醫療也能接受到中西合璧的醫療服務。突破以往國內醫院急診室只有西醫醫療服務之刻板印象，成為東臺灣首家醫院在急診室提供專屬中西醫合療的專床專區。急診室「中西醫合療專區」提供各類的眩暈、急腹症、胸悶、胸痛、心悸、軟組織疼痛、經痛、偏頭痛、癌症疼痛、骨骼關節相關痛症以及腦中風等中醫治療服務，透過中醫處置能幫助快速舒緩。急診患者經過中醫介入進而減少留置時間，不但是幫助病患、提升急診照護品質，也改善急診壅塞狀況。

　　2020 年 4 月，花蓮慈院為東臺灣引進中西醫合療病房。根據研究證實，針灸能有效降低中風病人的復發率，

尤其接受西醫治療合併針灸療法，能降低中風復發風險逾6成。以中風個案為例，臨床上發現接受中西醫合療，有機會能提升治療成果，甚至是降低中風復發的風險。

2020年7月，成立中醫癌症中心。除了門診、急診及住院等臨床治療之外，花蓮慈院也將中西醫合療應用於運動醫療領域。中醫裡的傷科手法，包含推拿、手法復位等適合大範圍面積的治療，針灸則可用在局部的消腫止痛。

在2018年雅加達巨港亞運中，中華代表團拿下17金、19銀、31銅佳績。超過40人的醫療團隊，花蓮慈院中醫部何宗融副院長是其中一員。2019、2020年花蓮慈院接連與中華角力協會與武術總會簽訂醫療運動合作備忘錄，提供選手、教練專業優質的醫療服務。

2020—數位正子斷層造影

高品質醫療的重點不光是在卓越的醫療技術，新進的醫療科技輔助也越來越重要，結合精確診斷與有效治療，就是現代醫療中所謂的精準醫療。2020年八月，引進新型「數位正子斷層造影掃描儀」，正子造影核醫檢查能反應生理功能的變化，有別於一般放射線診斷，可以更清楚了解病灶處的功能代謝變化，使醫療團隊準確的掌控

腫瘤分期、治療效果的評估。

　　數位型正子斷層造影（PET-CT）做全身檢查，偵測癌細胞的靈敏度為傳統機型的兩倍，像是醫療團隊的 GPS 一樣。偵測訊號的敏感度相較於傳統機器可以增加一倍，提高早期癌症病變的偵側率。正子斷層造影檢查可以應用在包含頭頸癌、甲狀腺癌、食道癌、肺癌、乳癌、大腸直腸癌、子宮頸癌、淋巴癌、黑色素癌等絕大部分癌症的分期、治療計畫、療效評估、偵測復發等，亦可以應用在健康檢查的預防醫學，早期發現早期治療。

2020—512 切電腦斷層掃描：8K-16cm 寶石全景 CT

　　為落實預防臨床醫學，花蓮慈院 2020 年引進全球最具創新能力的一款「合三為一、集大成」的電腦斷層掃描設備：GE Revolution CT，又稱「8K-16cm 寶石全景 CT」，讓慈濟醫院與全球同步進入後超高端 CT 時代，具備每秒 8,914 次的超高採樣率，達到如 8K 超高解析電視一樣的高畫質，提供最細小病灶解析到 0.23mm 解析力。

　　以心臟冠狀動脈以及低劑量肺癌篩檢等非侵入性的檢查項目為例，過去在心臟檢查有許多限制，有的機器受限於心跳的速率，有的受限於心跳的穩定度，或受限於沒有辦法把心臟一次覆蓋起來、解析度不足、支架看不清楚

等問題。直到 2015 年，Revolution CT 問世，集合了 16 公分覆蓋能力，實質高轉速 0.28 秒，以及獨家的冠狀動脈凝結平台（Snapshot Freeze; SSF），將冠狀動脈凝結時間分辨率推向 29 毫秒（ms），以及寶石探測器獨特達到的最好解析力 0.23 毫米（mm），將電腦斷層推向一個全新能力的時代。過去需要三部機器才辦得到的檢查能力，用這一部機器就可以全部達到。「8K-16cm 寶石全景 CT」綜合了超高解析、最寬覆蓋和最快的所有優勢，為所有照顧的民眾帶來無拘無束、一舉兩得的最佳電腦斷層臨床能力。

　　整體而言，「8K-16cm 寶石全景 CT」電腦斷層掃描儀具有如下頂級功能：（1）最細 0.23 毫米的解析力如同超高解析電視的概念，8K 的高採樣能力提供醫界最高解析力，最小可以看到 0.23 毫米。（2）最寬覆蓋 16 公分：在最高解析度下，探測器可以長達 16 公分以上，一次覆蓋整個心臟達到最寬的覆蓋能力。（3）心跳一下完成心臟檢查：在覆蓋整個心臟情況下，不論心臟跳得再快，都可以在心跳一下之內就把心臟完整檢查完畢，回答心臟內科醫生希望瞭解的資訊：冠脈是否有狹窄、心肌血供是否正常、心臟功能是否正常。（4）超低輻射劑量：跟以往檢查相比，最多降低 82% 以上的輻射劑量，這是病患最在乎

的低輻射劑量。Revolution CT 更在 2015 年率先得到美國食品藥物局（FDA）認證的「肺癌低劑量篩檢電腦斷層」。

骨髓幹細胞中心—救人無數

於 1993 年成立，原稱「慈濟基金會骨髓捐贈資料中心」，致力於 HLA 檢驗技術的研發，並引進造血幹細胞移植科技，於 2002 年元月開始收集臍帶血，並於當年四月正式改制為「慈濟骨髓幹細胞中心」。慈濟骨髓幹細胞中心是臺灣唯一的骨髓資料庫，2005 年 11 月加入國際線上配對組織「全球骨髓及臍帶血捐贈資料庫」。

截至 2020 年 11 月 30 日止，已建置超過 45 萬筆骨髓資料庫、儲存超過 27,000 人的臍帶血，提供國內 33 家、海外 1,009 家醫院尋求病患配對，目前共有 31 個國家地區受惠於慈濟骨髓幹細胞中心的協助。

至今已登記尋求配對病患累計 63,119 人，包括臺灣 8,084 人、海外 55,035 人，目前移植案例共 5,865 例（國內 2,477 例，跨海 3,388 例）。幹細胞捐贈 4,625 例。在進行臺灣及海外的捐贈時，即使面臨交通或突發的困難，慈濟志工都難行能行，排除萬難將骨髓送至受髓者的醫院，產生許多動人的事蹟，也例證了慈悲濟世的弘願。

東臺灣唯一燒燙傷中心

花蓮慈院擁有東部唯一的燒燙傷中心，照護花東兩縣燒燙傷重症的病人，2015 年八仙塵爆事件，受傷的花蓮、臺東的子弟也陸續轉回花蓮慈院照護。

燒燙傷中心除了有經驗豐富的整形外科醫師醫治病人，還有專業的護理師團隊，在八仙塵爆發生時，隨即在隔天北上支援臺北慈院，更將燒燙傷照護知識與經驗，快速並有系統的傳承給臺北慈院的護理團隊；在為病人換藥的同時，指導傷口各階段變化、敷料使用、植皮補皮等相關概念，同時協助臺北慈院設計換藥工作流圖程、傷口交班單等相關臨床應用表單，以及設置換藥車、包布車等。

燒燙傷中心讓東部的病人可以在最短的時間最近的空間內獲得最適切的醫治。在醫療團隊專業且悉心的照護下，更創下最大成功救治燒傷面積 82% 的記錄。

燒燙傷病人在傷口痊癒後，緊接著就要面對有如蜘蛛網般的疤痕生成。「又紅、又凸、又硬」的疤痕生成，病人需要 24 小時不間斷的穿著壓力衣來抑制疤痕成熟。1999 年成立「身心障礙醫療復健輔具中心」後，職能治療師陳美玉到陽光基金會接受壓力衣製作訓練，並於隔年成立「壓力衣製作室」，如今是唯一一家可以獨立製作壓

力衣的醫院，讓傷患在住院時，從醫療治療、復健、製作壓力衣，都無需到外地求診，縮短傷口復原時間。

數位醫療系統

1999 年，花蓮慈院開始導入 PACS 系統（醫療影像擷取與傳輸），為病人省去等待的時間，環保理念上更是長足提升，省卻了 X 光底片與沖洗藥水等成本。當年醫療系統在大型終端機及剛起步的主機與個人電腦中抉擇，花蓮慈院決定採用個人電腦，也是現今資訊網路的先驅使用者，提升醫療資訊升級的速率。

花蓮慈院積極營造讓病人能安心看病，並享有電子化便利的就醫環境，整合醫療與資訊系統，院內的醫、護、技、檢、行政各種作業資訊化，且頻頻通過驗證，2009 年，以「無缺點」通過衛生福利部兩項專案計畫評鑑，獲得資訊安全國際標準 ISO27001:2005 及國家標準 CNS27001:2007 的認證；更於 2010 年全數通過衛生署電子病歷管理辦法檢查，正式實施醫療影像報告及檢驗報告電子病歷資訊作業。

結合專業醫療與資通訊技術，整合成最新的智慧醫療照護科技，承接衛生福利部「健康福祉科技整合照護計畫」進駐花蓮縣秀林鄉、吉安鄉，臺東縣海端鄉，完成健

康戶口歸戶，以家庭為單位，進行跨醫療照護、社會福利、兒童早療系統的資訊收集、互換到整合。並且培訓出在地的「健康守門人」，藉由專業的照護訓練，讓居服員或待業人才成為鄉鎮裡的醫療點，化被動為主動關心部落民眾。透過雲端資訊科技，讓醫療團隊深入每個需要醫療的地方。

巡迴醫療

2004 年開始，本院和中央健康保險署合作，承接「秀林鄉醫療給付效益提升計畫」（簡稱秀林鄉 IDS 計畫），由家庭醫學科、小兒科、復健科、腸胃內科、身心醫學科、眼科、胸腔內科等專科醫師與護理團隊，每天輪流在秀林、崇德、和平、天祥⋯⋯等九個部落提供巡迴醫療服務。並發展出「社區自我照護模式」，透過鄉民承擔「社區藥箱志工」，並訓練部落志工如何緊急處置、如何使用醫藥箱。醫療團隊會請藥箱志工放一些慢性病常備藥、碘酒、紗布、常用藥膏等在家裡，萬一村民有小病痛，可以在第一時間先緊急處理。

為了讓醫療資源能真正的深入每個鄉鎮民眾的家中，守護民眾健康，2014 年花蓮慈院就結合資訊與醫療專業，透過雲端科技，提供高品質的末期病患居家照顧，

讓病人能安心回家。後續這幾年也積極地爭取資源，在東部地區推動智慧醫療。慈濟醫療財團法人執行長林俊龍醫師表示，這次計劃最大的特色就是以家庭為單位，進行跨醫療照護、社會福利、兒童早療系統的資訊收集、互換到整合（歸戶）。並且培訓出在地的「健康守門人」，目前已有 30 多位健康守門人的加入。藉由專業的照護訓練，讓居服員或待業人才能成為鄉鎮裡的醫療點，化被動為主動關心部落民眾。

心蓮病房

本院心蓮病房成立於 1996 年 8 月，是東臺灣第一家專門照護癌症晚期病人的安寧療護病房。證嚴上人以「心如蓮花綻放」命名，祝福病人在這裡能有尊嚴的面對疾病與生命，如蓮花出淤泥而不染。在心蓮病房成立之前，本院已開始推動「安寧居家照護」，由居家護理師探訪病人安寧居家的狀況。

心蓮團隊除了醫護人員，還有職能治療師、社工師、與志工全方位的提供身心靈的服務，所以心蓮病房不只是癌末安寧病房，更是一間「圓夢」的病房，為病人舉辦婚禮、畫展，陪伴病人去看海等。病人與家屬在心蓮病房中，經歷過許多的「第一次」與「最後一次」。

2012 年起,在經濟部工業局支持下,運用雲端科技與遠距醫療的概念,執行心蓮病房「讓病人安心回家」計畫。這項計畫結合居家訪視與雲端監控,提供居家照護的病人血壓計、血糖機、血氧機、聽診器等監測設備,自動的將病人的生理監測數值送到雲端,若監測值出現異常,會自動警示通知醫護團隊,醫護團隊再依循紀錄查詢病人居家療護狀況,同時與病人及家屬也可透過 24 小時的即時視訊溝通,減少病人就醫往返的交通時間。

花蓮慈院結合資訊化與人性化的照護,開發安寧居家整合性服務平臺,不僅從醫院延伸到病人家中,更從居家推展到長期照護安養機構,讓病人選擇適當的臨終照顧方式,有助於長期照護政策的推展,並可節省健保資源。

臨床教學

作為東部唯一一家醫學中心及後送醫院,在臨床教學擔負更重大的責任,因此本院於 2005 年 8 月 1 日正式設立教學部,除推動臨床醫學教育外,也是慈濟大學醫學院主要實習教學醫院。

教學部除督導各科部各級醫師、學生、學員的教學訓練工作,並設置師資培育中心、臨床技能中心、標準化病人中心、大體手術教學中心、實證醫學中心。成立各種

臨床課程教學功能小組，協助臨床醫學教育的規劃與推動，建立以學生為中心的優質教學醫學中心，並培養出具有慈濟醫療人文的醫師與醫事人員。

在上述與臨床教學有關的教學中心或教學方案中，標準化病人和大體手術教學將以專書詳述，下文僅扼要呈現其他項目。

◎師資培育中心

統籌推展全院各職類教師培育及住診教學（Resident as Teacher），發展全院性的教師培育相關制度與計畫，厚植院內教學師資，營造教學醫院的醫學教育學術研究風氣，並提供院內教師專業成長培訓服務，有效提昇本院教學品質。

2009 年 3 月，成立一般醫學內科示範中心，整合內科師資、護理人員、藥師、營養師、社工、復健師、志工等，並落實以病人為中心的醫療照護。原有師資除了經常被票選為優良臨床教師或教學醫院教學補助計畫優良教師外，更聘請國內外各領域翹楚的張步良、徐達雄、倪雨珠、黃水坤、王正一、楊思標、連倚南等內外科資深教授駐院授課及指導。

為了在老中青不同世代的醫療經驗上可以傳承，更

能實際嘉惠臨床、激盪出更多的火花與進步，教學部同時積極推動住診教學，每個月約執行 180 次住診、床邊教學，不但嘉惠年輕醫師，進一步專門開設「住診教學師資培育暨認證工作坊」，提供已經資深主治醫師進修、教學相長、充實知能的機會，展現醫學教育的典範傳承。

◎臨床技能中心

本院為增進臨床教學的品質與效益，提升醫學教育及醫療品質，符合醫學倫理與促進病人安全之原則，加強醫事人員臨床技能及團隊合作，於 2006 年成立臨床技能訓練中心，推展以「病人為中心」與「病患安全」的醫療照顧。中心導入先進的臨床教學模型並藉由教案、模擬系統和多媒體互動系統輔助教學，提供各種不同醫療人員之臨床技能教學，以及學習成果測驗之場所。

本院臨床技能中心除了引進最新型的設備，例如高級模擬生理假人 iStan、模擬生產教具，讓醫學生提早實際模擬，進一步了解婦產科的實際經驗和技術訓練。最備受矚目的是臨床技能訓練（OSCE）—客觀結構式臨床測試。這是為了訓練及厚植醫事人員實力，在實習醫學生及住院醫師、護理、藥師檢測能力都可以使用的技能訓練。2007 年，臨床技能中心改善 OSCE，以團隊合作的模式，

首創 GOSCE「團隊式客觀結構式臨床測試」，並以此訓練醫學生。

本院因為設備師資軟硬體的完善，受醫策會指定，成為全國僅八家進行第一年住院醫師（PGY1）的 OSCE 後測醫院之一。2010 年 3 月，在以學生學習為中心的訓練目標下，在大愛樓七樓進一步規畫出獨立空間與設備，成立了「臨床技能訓練及評估中心」。由於實習醫學生在單獨面對實際病人的時候都會緊張因而忽略了許多重要的溝通或診察，透過 OSCE 的測試，讓醫學生提前經歷緊張羞澀的過渡期，真正的培育出專業與人文並重的良醫人醫，真正面對病人的時候，就能確實的應用臨床技巧去幫助病人。

2019 年 6 月 12 日，臨床技能中心改建新落成，設有多功能會議室、擬真教學教室、綜合身評教室，技能實做教室之外，並引進全臺唯一的「肺順應性高階模擬人」，讓學員如同在真實的臨床環境中學習臨床技巧。

◎醫療人文實踐中心

秉持「人本醫療、尊重生命」之醫院創院宗旨，配合醫院「優質服務推動小組」之任務，本院於 2020 年 7 月 1 日成立「醫療人文實踐中心」，藉由「標準化病人」

厚植醫學專業與醫療人文精神，並透過「醫病衝突」課程增進醫病了解，改善醫病關係。

◎護理進階

1994 年衛生署推動「護理人員進階制度」，花蓮慈濟醫院雖然在東部，卻是第一批試辦計畫成員之一，開辦 N1 到 N2 的訓練課程。由教學督導章淑娟主任積極催生，進行護理人員職級評鑑及進階制度。最基本的 N、N1 為基本護理，到 N2 兼具教學與重症護理，N3 則是教學加上整體性護理，N4 則需要綜合行政、研究及專科護理的能力。

本方案期望培育人本醫療、尊重生命的良護，樹立人苦我悲，視病猶親的典範，同時具專業與人文兼備的護理人才，使護理人員能應用護理過程，獨立解決病人的健康問題，並以病人為中心，提供最適切的護理照顧。

◎ **PGY 訓練（Post Graduate Year 畢業後訓練）**

新的醫學系六年學制從 2013 年開始，首屆畢業生於 2019 年畢業，自 2019 年 8 月開始實施二年期醫師畢業後一般醫學訓練計畫，讓受訓醫師在臨床教師指導下學習各種疾病的診療與照護能力，從照護病人中學習與病人、家屬及醫療團隊成員的溝通能力、重視醫療品質的改善與醫

療資源的最佳運用，養成對專業的敬重與責任感，進而配合政府衛生政策，提供民眾周全性及持續性的全人照護。

新制度實施後，一般醫學訓練將有階段性的改變。新的醫師培育模式為六年醫學系教育加上二年畢業後一般醫學訓練制度，為因應臺灣未來的社會需求及高齡化趨勢，新制度強化醫學生畢業後在全人醫療、五大科照護、老年醫學及基層醫療等方面的訓練，並學習跨領域團隊合作照護，奠定日後畢業後教育訓練的一般醫學基礎，以銜接專科住院醫師訓練。

社會影響

證嚴上人於 1966 年創立佛教慈濟克難功德會，以慈悲濟世為宗旨，創立隔年即開始進行慈善助人。基於對貧病者的生命關懷，於 1972 年在花蓮市區成立義診所，開始從慈善進入醫療。1986 年 8 月創建花蓮慈濟醫院，至今即將邁入 35 周年，慈濟的慈善醫療對貧苦病患及整體社會都產生巨大的影響，一方面啟發無數善心人士的善心助人，同時發揮守護生命、守護健康、守護愛的崇高目標。以下列舉四點主要影響。

一、取消保證金 造福貧病者

花蓮慈濟醫院於 1986 年 8 月 16 日正式啟業，當天立即取消全臺長期施行的「住院保證金」制度，這項善心創舉震撼醫界，也得到衛生署重視，於同年 12 月 8 日通函全臺各級醫院廢除保證金制度。

取消「住院保證金」制度對許多貧苦大眾而言，不僅生命健康有了基本保障，家庭經濟也獲得一線生機。在此之前，許多人無錢繳納住院保證金及醫療費用時，家人往往需要四處籌款，甚至變賣房產。

如果「住院保證金」制度沒有在花蓮慈院啟業的 1986 年 8 月取消，貧苦大眾就必須等到 1995 年 3 月 1 日正式實施後，才有可能減緩貧病交迫的健康與經濟困境。花蓮慈院的這項善心創舉，一方面是根源於佛教「慈悲喜捨」的理念，更關鍵的是慈濟創辦者證嚴法師的一念悲心與堅毅的決心，感動了無數善心人士，才有可能以一人之力締造出一個對普羅大眾影響深遠的偉大創舉。

二、創新醫療科技 提升服務質量

花蓮慈院在 1986 年啟業，1989 年 7 月，曾文賓醫師接任第二任院長，每日門診服務人次由啟業的 100 餘人增至 1,000 餘人，病床數也自 108 床增至 575 床，成為花蓮

的區域醫院。由於歷任院長的用心規劃、醫護同仁的全力投入，以及慈濟基金會與慈濟醫療志工的全力支持，花蓮慈院於 1999 年進入準醫學中心，2002 年 3 月通過醫學中心評鑑，成為臺灣東部唯一的醫學中心，也是特重症疾病的後送醫院。從 2002 年開始，慈濟醫療邁向新的里程，為東部地區民眾提供高品質的醫療服務。

　　花蓮慈院獲評為醫學中心，不僅表示醫療設備質量的水平，也標誌了醫療品質的提升，加上骨科、泌尿科、神經內外科等許多創新醫療科技的引入和研發，帶動了醫療服務的質與量。花蓮慈院近 5 年的各項服務人次，除了每年六、七十萬人次的門診外，每年超過 5 萬人次的急診，住院平均約 3 萬人次，手術超過 2 萬人次，加上國內外 5 千多例的骨髓移植，這樣的服務能量充分彰顯本院守護生命、守護健康、守護愛的社會功能。

三、實踐人本醫療 守護生命健康

　　前已述及，證嚴上人為解決「貧由病起，病由貧生」的問題，1972 年就在花蓮市仁愛街成立「慈濟功德會附設貧民施醫義診所」，並於花東偏鄉義診，至花蓮慈院啟業前的 14 年間，免費施醫醫藥，嘉惠超過 14 萬人次。

　　基於對有情生命的愛，慈濟推動「人本醫療」，在醫

療資源缺乏的花蓮進行義診、往診、蓋醫院，並陸續建構全臺灣的慈濟醫療網，在需要醫療的地方落實慈悲與大愛。深入偏鄉與無醫角落。

慈濟醫療財團法人執行長林俊龍醫師在本書的推薦文述及，慈濟醫療結合慈善，人本醫療不僅立足臺灣，更走向國際。1996 年成立的國際慈濟人醫會，號召了許多具備醫事專長的醫師、護理師、藥師及志工，組成龐大的醫療服務團隊，為貧苦大眾及醫療資源缺乏的地區服務，至今義診足跡遍布五大洲、57 個國家地區。慈濟人本醫療的實踐，守護了海內外無數人的生命與健康。

四、深化醫學人文 培育良醫大愛

醫病關係是世界許多地方常見的問題，不論醫療設備的多寡，醫療體系最關鍵的核心要素是有高度愛心的醫護人員。慈濟醫療體系最重要的目標是「培養良醫、良護」，因此在 1989 年設立慈濟護專以培養良護，1994 年成立慈濟醫學院以培養良醫、良護（參見教育志業）。

這二個慈濟高等教育機構從創校開始，除了各科系的專業訓練之外，二校都規定以「慈濟人文」為全校的必修學分，醫學和護理二系另外加上若干與「醫學人文」有關的課程，特別是慈濟大學模擬醫學中心的「模擬手術」

課程，透過愛心捐贈的大體（無語良師），提供三年級醫學生和六年級實習／見習醫生的專業學習，目的在深化醫學專業知識和醫學人文精神。在全球範圍內，慈濟的「模擬手術」課程成為慈濟醫學人文教育獨具的特色。這個課程逐步免費開放給國內其他醫院的醫師、專科醫學會報名，以及國外慈濟大學姊妹校的醫學系師生，從 2004 年剛啟動時每年一、二次，目前已增加為每年六、七次，2021 年預計進行 7 次大體解剖與模擬手術課程。

在慈濟醫療體系本身，除了重視實習／見習醫生的「醫學人文」課程之外，醫院的資深醫師也應邀擔任「模擬手術」課程的授課教師，年輕醫師也可報名參加，多年來已培養了許多極具愛心的大醫王。臺灣民間的一句俗語「先生緣、主人福」，彰顯病患與醫師間的特殊關係，對病患而言，碰到良醫是一種緣份，也是病患的福份，而受病人信任與尊敬的醫師，溫馨的關懷與專業的叮嚀不僅是病患的金玉良言，甚至具有療癒的作用。

結 語

在篳路藍縷中成長、茁壯，花蓮慈濟醫院從區域醫院到醫學中心，34 年來始終懷抱「慈悲濟世」的初發

心，在證嚴法師的殷殷期盼與慈濟基金會的全力支持，臺大醫院資深醫界前輩的鼎力協助、花蓮慈院歷任院長與全院同仁的努力與慈濟醫療志工的投入，不僅成就了一所「以人為本」的醫療機構，更與慈濟教育體系合作，培養了具有「人文關懷」的醫護工作者，守護了無數貧病大眾的生命與健康，也守護了整體社會的愛。

在花蓮慈濟醫院的發展過程中，臺大醫院多位教授感於證嚴上人的悲願，在楊思標院長的支持下，曾文賓、杜詩綿二位副院長積極協助，其他包括婦產科李鎡堯教授、腸胃科王德宏教授、內科消化系王正一教授、外科陳楷模教授、骨科劉堂桂教授、耳鼻喉科徐茂銘教授、胸腔內科楊思標教授（慈濟護專創校校長）等大醫王，都發心到慈院開設特別門診，還有年輕的陳英和、郭漢崇等被稱為「17 護院神將」的年輕醫師，響應老師們的號召，加入慈濟醫療志業。這些有大慈悲心的仁醫都是創造慈濟醫療史的醫界典範。

慈濟良醫典範還包括在花蓮慈院先擔任小兒科住院醫師，而後轉任婦產科與家醫科團隊的丘昭蓉醫師。關山慈濟醫院於 2000 年啟業後，邱醫師就一直守護著關山鄉親的健康，特別關心布農族鄉親的健康，行醫 20 年來，

照顧了無數的偏鄉民眾，也是部落病患和醫護人員口中的「丘媽咪」，海端鄉布農族人最敬愛的「吉娜」（Gina，布農語「母親」之意）。青春歲月都在花東度過的「吉娜」在 2009 年 4 月因癌症而往生。基於對慈濟的愛，丘醫師在往生後將大體捐贈給慈濟大學，當作醫學教育的大體老師，是慈濟醫療體系第一位圓滿大體捐贈的醫師。

　　另一位人醫典範是慈濟人醫會的蔡宗賢醫師。從小就必須拄著拐杖的蔡宗賢醫師，1999 年春天帶著兒子來花蓮參加慈濟的發放，在慈濟醫學院看到大體老師的捨身，受到強烈的震撼，瞬間領悟到：「原來對生命也可以如此尊重，上人是在幫我們重新塑身」，那一天改寫了蔡醫師對生命的看法。1999 年 921 地震後，他加入慈濟人醫會，投入偏遠地區義診行列，不僅隨著人醫會六度參加海外義診，2004 年起配合週六、日，自費到玉里慈濟醫院擔任牙醫師。2012 年 9 月往生後，成為第 270 位大體老師，完成他繼續奉獻給醫學的願望。

　　本文即將完稿之際，擔任花蓮慈濟醫院第二任院長十年，帶領花蓮慈院於 1999 年升格為準醫學中心後，將院長的棒子交給陳英和醫師，曾獲第 15 屆「醫療奉獻獎」的曾文賓榮譽院長，於 2020 年 11 月在家中安詳往生。從

壯年時期就將生命奉獻給慈濟，即使多年前需要以輪椅代步，依然關心慈濟醫療志業的發展，儘可能參加由證嚴上人主持的醫療志業策進會。

曾院長是烏腳病的先驅研究者，他的研究不僅搶救了無數嘉南鄉親的健康，更影響全球砷含量標準的制定，造福了全球二億人。曾院長在他的隨行筆記中，曾經以工整的筆跡寫下證嚴上人《靜思語》的智慧法語，其中二句是：「發願必須發利益眾生的大願，並且隨時隨地身體力行」、「甘願做，歡喜受」。從花蓮慈濟醫院建院前，曾院長就不辭辛勞的利用週末假日來花蓮參加義診，更是醫界第一位協助花蓮慈院籌備與建院的先行者。一生守護偏鄉貧病，追隨證嚴法師慈悲的腳步，這位先行者不僅展現完美的人醫典範，同時也映照出慈濟醫護人員的慈悲大愛。

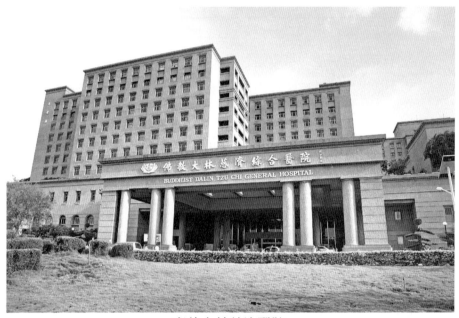

嘉義大林慈濟醫院

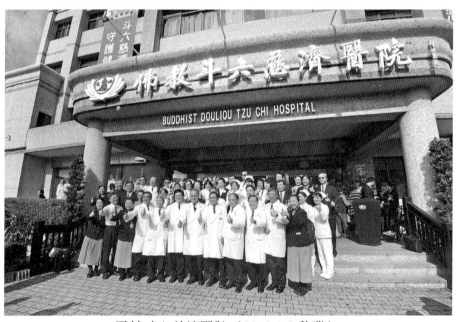

雲林斗六慈濟醫院（2019.1.5 啟業）

第❷章
大林、斗六慈濟醫院

大林、斗六慈濟醫院院長室

大林鎮舊名為「大莆林」、「大埔林」，於清康熙（1662-1722）年間，祖先多從福建、漳泉二地及廣東潮州渡海來此墾拓，並陸續發展成為聚落，除了發展稻作之外，商業活動也愈來愈多，逐漸形成繁榮的小鎮。日據時期改制為「大林庄」（1920年），1943年升格為「大林街」，隸屬臺南州嘉義郡管轄。臺灣光復後，行政區域再度調整，1950年改為嘉義縣大林鎮至今。

大林鎮位於嘉義縣北部，東鄰梅山鄉，南接民雄鄉，西鄰溪口鄉，北鄰雲林縣大埤鄉、斗南鎮、古坑鄉。本鎮東西長12公里，南北寬8公里，面積約64平方公里，為嘉義縣北方的區域中心，根據2020年9月的人口統計，大林鎮總計11,419戶，30,446人。大林慈濟醫院座落於大林鎮偏南的民生路上，音樂家李壽全特別為它創作了《田中央的大病院》這一首慈濟人極為熟悉的歌曲。

大林慈濟醫院於2000年8月啟業提供醫療服務後，

不僅為農村型態的大林帶動了比較頻繁的人潮與經濟活動，更重要的是為整個嘉義縣北部提供了珍貴的醫療資源，特別是在 2014 年通過重度級急救責任醫院後，承擔守護雲嘉地區的急重症病人，並開始支援虎尾若瑟醫院，加強服務照顧地方鄉親，用愛守護嘉義民眾的生命與健康。2016 年衛福部醫院評鑑結果，在區域醫院方面，大林慈濟醫院和朴子長庚醫院是廣袤的嘉義縣僅有的二間大型教學醫院。

　　從甘蔗田中湧現的這一間「田中央的大病院」，是心繫鄉親的地方善心人士、意見領袖與代表的愛心與願力，感動了慈濟創辦人證嚴法師的悲心，帶動了海內外善心人士的護持，以及無數慈濟志工付出無所求的成果。大林慈濟醫院的成立，連帶衍生出 2019 年 1 月正式從大林慈院斗六門診部升格為慈濟醫療體系的第七家醫院，即位於雲林斗六市的斗六慈濟醫院。

　　這些不可思議的因緣必須從 1988 年說起……。

發展緣起

　　嘉義縣大林鎮的一位年輕女士林淑靖，於 1988 年 8 月坐著慈濟列車到花蓮，參訪剛創院二年的東臺灣第一所

58

大型醫院,也是慈濟醫療體系領頭羊的花蓮慈濟醫院,目睹證嚴法師守護生命守護愛的慈悲願力,她深受感動,誓願將師父的慈悲帶到大林。當時雲林、嘉義的醫療資源匱乏,平均一萬人只有 3.8 個醫生、4.2 張病床。

她將自己在花蓮的親眼見證與體驗分享給極為疼惜她的先生,兩人決意努力存款,拚拚看是否可以買地捐出來為大林蓋醫院。兩人的大愛和願力感動了家族長輩,合力捐出八分地供建院之用。

當時預估建院所需的土地為 20 公頃,淑靖師姐及家族的善心捐地距離目標還有相當差距,但為了大林鄉親的健康,她和慈濟人努力促成地方關鍵人物的認同,最後印證了上人「願有多大,力就有多大」的勉勵。1991 年2 月,證嚴上人前往大林鎮公所拜會。大林鎮長江宏謨、鄉長、國策顧問蕭天讚等各級民意代表與首長,一致支持慈濟在大林建設慈濟分院。順應雲嘉地方的需求,經過各方不懈的努力,終於協調出糖廠將近 19 公頃的甘蔗田,1992 年 10 月行政院衛生署行文原則同意慈濟在嘉義縣大林鎮設立分院案。

1996 年 10 月,大林慈院正式動土興建,秉持著「一包水泥一份愛,一噸鋼筋一世情」的信念,匯聚十方大德

點滴之愛，建院工程順利推進。大林慈院建院後期，中部地區於 1999 年 9 月 21 日凌晨，因為車籠埔斷層的劇烈活動，造成芮氏規模 7.3 的大地震，鄉親的生命財產遭受嚴重損毀。慈濟在第一時間啟動緊急醫療、慈善與教育援助，包括承擔中部地區 50 所學校的重建。在此期間，證嚴上人常駐臺中慈濟分會長達三個月，統籌指揮龐大的援助工作。

　　九二一大地震除了凸顯建築標準必須因應環境變遷而強化外，也指出偏鄉地區醫療資源對民眾健康的重要性，由此更彰顯大林慈濟醫院的急迫性。隨著大林慈院建築工程的有序進行，慈濟志工的全程護持締造了許多動人的事蹟，其中最廣為傳誦的包括：擔任志工至今已 25 年的青草伯鄒清山，從建院開始就為大林慈院煮青草茶從未間斷；王仲篪師兄雙眼失明，仍用按摩專長來院為同仁舒緩疲勞；蔡淑齊師姊行動不便，還是坐著輪椅在大門口以笑容迎接大家；常住志工黃明月師姊由花蓮到大林，前幾年又轉到臺中，不間斷的擔任社工服務；住在大林慈院輕安居的 83 歲資深志工賴李秋師姊，從醫院啟業至今仍持續為輕安居的住民們服務。

　　座落於嘉南平原的甘蔗田中央，大林慈院雖位處鄉

間，全院同仁始終用心致力打造高科技、高品質、高人文觸感的醫療。大林慈院在正式啟業前，於 2000 年 7 月 24 日先進行門診義診服務，2000 年 8 月 13 日正式啟業，成為雲嘉地區守護生命的磐石。

大林慈濟醫院的首任院長（2000 年－ 2008 年）為心臟內科專家林俊龍醫師，曾經擔任美國洛杉磯北嶺醫學中心院長、美國加州大學洛杉磯分校副教授、美國心臟科學院院士，應慈濟邀請返臺擔任花蓮慈濟醫院副院長，現為慈濟醫療志業執行長。

在林院長的帶領下，全院同仁積極提供「高品質而溫馨、親切的醫療服務」。第二任院長（2008 年－ 2012 年）為整形外科專長的簡守信醫師，以「品質慈濟化、特色草根化、人文深度化」帶領團隊，將醫療人文更加發揚光大。2012 年 8 月，由賴寧生醫師承接第三任院長至今，專長為過敏免疫風濕的賴院長曾擔任大林慈院副院長多年，亦為慈濟大學醫學系教授，他肩負帶領全院同仁航向下一個里程碑的使命，期望在慈濟醫療體系「尊重生命、以人為本」的宗旨下，打造「以病人為中心，有溫度的醫療」。

大林慈濟醫院因應地方特性，積極走入社區，每年

辦理上百場醫療人文與衛教講座、發展社區營造、推動健康促進、改善交通網絡，期許成為讓鄉親信賴的醫院。在歷任院長及全院醫護同仁與慈濟志工的努力下，大林慈院這間在田中央的「大病院」，除了守護生命與健康之外，更帶動社區動能，引領社會的良善循環，在社區醫療與環保方面成果斐然，多年來都獲得全國性的獎項，包括節水楷模、連續三年企業環保獎、廢棄資源管理特優、節能減碳行動標章、國家環境教育獎的肯定。

經過多年的深耕，大林慈院的發展願景為：成為醫學中心、落實社區醫療照護、卓越的全人醫療、樹立人本醫療典範；發展目標設定為：提升急重症醫療成效、發展特色醫療、提升醫療品質、發展慈善醫療、提升國際醫療服務與援助；角色功能定位於：守護雲嘉生命；深耕醫療人文；肩負急重症醫療；承擔社區健康責任；樹立健康醫院典範；社區暨國際慈善醫療。

大林慈濟醫院的成立進一步帶動了更廣大地區的醫療需求，2003 年在大林北邊的雲林縣斗六市雲林路設立門診部，而在各種因緣都俱足後，2018 年 7 月獲衛福部核准升格為擁有土地 930 坪，樓地板面積 1,916 坪的斗六慈濟醫院，2019 年 1 月正式揭碑，成為慈濟醫療體系

的第七所醫院,和大林慈濟醫院共同守護雲嘉兩縣鄉親的健康。

斗六慈濟醫院承接自興建中的斗六漢鎮醫院,該醫院是多年前林漢鎮醫師為回饋地方所興建,因地目變更作業費時,林醫師積勞成疾抱憾往生。林醫師的夫人旅居海外多年,專業建築的慈濟志工陳訓源趁她返臺的空檔,積極奔走,懇切商議,終於獲得同意由慈濟接手。

慈濟歷經一年多的修繕整建,於 2003 年啟業,醫院名稱為大林慈濟醫院附設斗六門診部,2013 年更名為慈濟斗六診所,2018 年 7 月 10 日,行政院衛福部核准斗六慈濟醫院的申請案,設置急性一般病床 30 床,提供更完善、便利的醫療服務。2019 年 1 月 5 日,斗六慈濟醫院正式啟用,當天的揭碑儀式由證嚴法師主持,慈濟醫療執行長林俊龍醫師及慈濟各院的主管,以及雲林縣張麗善縣長、衛生部門主管、民意代表等地方人士共同參加祝賀。

雲林縣老年人口比率遠高於臺灣各縣市,為照顧民眾的需求,斗六慈院特別著重老人醫學、老人醫療,定位為社區型的一個厝邊好醫院。斗六地區雖然有署立雲林醫院（2004 年改為臺大醫院雲林分院）,對於行動不便的高齡病患或有慢性疾病的病患,斗六慈院的成立為來院治療

的鄉親提供友善而優質的診療環境。慢性腎臟病個案管理師陳姿佑在大愛電視的訪問中指出，斗六慈濟醫院在改制前的診所時代，就主動積極加入慢性腎臟病健康照顧機構的計劃方案，因為如果能早期發現腎病的前兆症狀「泡、水、高、貧、倦」，積極介入就可以預防生病惡化。

斗六慈院首任院長為骨科專長的簡瑞騰醫師，他認為斗六門診 15 年來的服務不管質或量都已達到一定程度，門診病人的「疾病嚴重度」甚至接近某些醫學中心，但受限於診所層級，某些服務無法開展。改制為醫院後，檢驗、檢查、用藥等各項服務均大幅提昇。斗六慈院初期設置 30 床病床，將與大林慈院及鄰近醫院、診所合作，因應健保政策，收治急性後期照護或其他需長期住院、復健的病人，方便家人就近照顧。此外，也全力配合衛福部或雲林縣政府，舉辦社區疾病篩檢及預防保健等業務，並期許日後能成為斗六地區開業醫師最堅強的後盾。

簡瑞騰院長指出，雲林縣是全國老化及身障比例皆排名第二的縣市，雖然斗六是市區，但周邊鄉鎮仍是比較偏農業型的農村社會，患者年齡層偏高。為照顧老人及弱勢族群，斗六慈濟醫院將強化老人醫療及居家服務，加強就診的便利性與慢性病的照護。醫院五樓目前已開辦有長

照社區據點，未來將擴展為長照中心，照顧更多的社區長輩。此外，斗六慈院也將結合在地的慈濟志工，舉辦更多的義診、往診、社區健康講座，將斗六慈院打造成一個「守護健康的好厝邊」。

醫院規模

大林慈濟醫院占地 20 公頃，緊鄰國道一號大林交流道，且距國道三號梅山交流道僅約十分鐘路程，南來北往交通便利，可更有效的發揮搶救生命的功能。基於地區民眾的醫療需求，大林慈院擁有完整的醫療團隊，總計 1,200 床醫學中心級的規劃，提供民眾在專業上高品質、在態度上親切溫馨的醫療服務。本院目前擁有超過 156 名專科醫師及 750 名護理人員。

本院設置手術台 20 間，急性一般病床 600 張，急性精神病床 50 張、特殊病床 241 張，目前總病床數共計 891 床。根據 2019 年 1 月至 12 月的統計，本院整體月平均服務量包括：門診 74,199 人次、急診 3,524 人次、住院 3,953 人次、手術 1,455 人次、洗腎 2,608 人次、健檢 285 人次。在臺灣南區醫院的西醫門住診申報點數，排名第 7 位。近 5 年主要的服務量列於下表。

大林、斗六慈院 2015-2019 年醫療服務人次（全年度統計）

	2015	2016	2017	2018	2019
門診	1,131,871	1,133,087	1,157,724	1,158,306	890,382
急診	41,790	42,340	40,903	43,045	24,287
住院	24,422	24,607	25,742	25,932	26,566
手術	16,490	16,557	17,186	16,834	17,456
平均每日門診	4,036	4,069	4,202	4,174	3,238
平均每日急診	114	116	112	118	116
醫療志工人次	59,847	65,270	59,466	59,927	55,992
資料來源：各年度慈濟年鑑					

對甘蔗田中的病院而言，這是相當大量的醫療服務。以外科為例，至今還有不少外科醫師都是當初一起打拚的好夥伴，大家團隊合作、努力不懈、各司其職、經驗傳承，20 年來共完成 30 多萬台刀，堅定地守護著雲嘉鄉親的生命與健康。

大林慈院下設內科、外科、獨立科部。內科部包括：一般內科、心臟內科、血液腫瘤科、老人醫學科、胸腔內

科、腎臟內科、腸胃內科、新陳代謝科、感染科、過敏免疫風濕中心。外科部包括：一般外科、大腸直腸外科、心臟外科、血管外科、內分泌外科、外傷科、神經外科、胸腔外科、移植外科、整形外科。獨立科部包括：中醫部、急診部、一般科、小兒科、牙科、皮膚科、耳鼻喉科、身心醫學科、泌尿科、放射腫瘤科、神經內科、家庭醫學部、骨科部、核子醫學科、麻醉科、婦產科、眼科、復健科、解剖病理科、影像醫學科、職業醫學科。其他科部包括：護理部、藥學部、臨床病理科、營養治療科、社區醫療部、教學部、研究部等。行政單位包括：院長室、品管中心、法務中心、企劃室、人力資源室、人文室、公共傳播室、職業安全衛生室、工務室、社服室、總務室、財務室、資訊室、醫事室等。

　　斗六慈濟醫院在 2018 年升格前的 15 年中，雖名為門診部或診所，但實際上是以醫院的精神與規模進行服務，門診部設有內外婦兒等 22 個科別，15 年來總共看診將近 278 萬人次。為了因應醫院從原本的診所改制，斗六慈院半年多來，將醫院建築從地板到天花板，全部都翻修一遍，並增設病房設備、消防設備、污水處理系統等，希望以最完善的設備提供鄉親更好的服務。

升格改制後的斗六慈濟醫院，設置急性一般病床 30 床，並新增泌尿科、整形外科、耳鼻喉科、骨科及外科等門診手術，提供更完善、便利的醫療服務，讓就醫民眾不必在大林、斗六之間奔波轉診、轉檢。

醫療特色

大林慈濟醫院重視病人安全及醫療品質文化，2013 年至今獲 QCC 金、銀、銅、創意獎、SNQ 標章等 64 獎項、3 項專利、發表與演講 70 場次以上。大林慈院積極跨越科際藩籬，團隊合心為每一位病人量身提供最適切完善的服務，本院擁有超過 156 名專科醫師及 750 名護理人員。

2013 年起導入「聚焦病人方法」PFM 檢核改善醫療品質、2012-2016 年連續 5 年獲頒發高齡友善醫院優良獎，發展整合醫療服務中心，如腫瘤中心、失智症中心、風免中心、關節中心、健康管理中心等以病人為中心之服務，成為臺灣醫療院所學習的典範醫院之一。

本院從同仁、病人、環境、社區四大面向齊步推動健康促進醫院，在 2011 年及 2012 年分別獲得國內「健康促進醫院典範獎」，以及世界衛生組織頒發「國際健康促

進醫院典範獎」，為全球第一個獲得此殊榮的醫院。大林小鎮的醫院已向國際散發光與熱，吸引各國醫療人員前來觀摩交流。

特色、功能中心

大林慈濟醫院設有 18 個特色中心，包括：關節中心、腫瘤中心、移植中心、雷射中心、健康管理中心、國際醫療中心、睡眠中心、預防醫學中心、分子醫學中心、臨床心理中心、過敏免疫風濕中心、心血管中心、生殖醫學中心、失智症中心、感染管制中心、脊椎中心、減重與代謝手術治療中心、長期照顧服務中心等。

在各科室與特色中心的用心耕耘下，本院整合重難症專業人才及團隊，精進新醫療技術，提供整合性醫療服務。主要成果扼要呈現於下：

（1） 關節鏡軟骨再生促進術：在病程尚未達到不可逆期前，藉由消除包括內側摩擦現象、局部或整體性滑膜炎、軟骨碎片、破損半月軟骨或外側壓迫現象等有害因素，並調整軟骨之間的壓力，提供受損軟骨一個適合再生的環境。

（2） 白斑症免疫療法：96.2％ 的病人在三個月內就能控制住病情，能有效停止白斑擴散，持續治

療下，80.5％的病人 3-4 年內能有不同程度的色素回長，甚至回復正常膚色。每年就診人數達 2,656 人，持續累積人次達 12,000 多人次，求診病人遍及臺灣及海外。

（3）貝歇氏症腸道發炎重症治療：使用單株抗體治療貝歇氏症腸道發炎重症的醫院，平均使用三個月後可緩解疾病進展，本院 95.83% 病人的腸壁增厚治療後可以緩解，83.3% 無腸道再出血，85.7% 無腸道再穿孔的情形。

（4）器官移植（肝臟、腎臟）：健保署 2016 年最新公告移植存活率，本院腎臟移植 3 年存活率達到 94%，臺灣排名並列第 5，肝臟移植五年存活率為 70%（相當臺灣平均），而術後五年活體腎臟移植存活率為 100%、肝臟為 80%，成果優良。2001 年至今完成 113 例肝腎移植及捐贈手術，其中 63 例為移植（含活體）手術。

（5）經導管微創主動脈瓣置換手術：發展主動脈複合式手術，將傳統開胸主動脈弓置換手術跟血管腔內支架置放結合，大幅減少傷口範圍及手術後併發症。以導管微創方式進行主動脈瓣置

換，與傳統手術相比，傷口大小、手術時間及恢復時程皆大幅減少。

（6） 尖端放射治療整合照護模式：2010 年成立光子刀及銳速刀中心執行高精準度放射手術（誤差值 <0.75mm），讓病人可有免於開刀的治療選擇。並於 2016 年購入 True Beam（標靶真光刀），搭配 6D 智慧調控床，並創新呼吸調控治療技術，進行身體立體定位放射手術，建構最優化治療計畫資料庫（SIEB-based）。

（7） 全流程電子管控放射治療：開發整合型放射腫瘤資訊平台，將放射治療全流程電子管控，系統性全面的提升放射治療安全，提升整體醫療品質獲兩項臺灣專利。

（8） 腹腔鏡減重手術：提供「專業減重與代謝手術中心認證合格」之專業諮詢服務，整合式門診及減重手術，以改善病人三高等健康問題。

（9） 重難症冠心病之心導管介入治療：心導管介入性治療的傷口相較於外科開心繞道手術的傷口小（約 2mm 大小），復原時間短（術後即可活動），對於心臟冠狀動脈疾病的治療成效顯著。

（10）高難度大角度複雜性脊椎側彎脊椎矯正手術：
僵直化脊椎炎或退化性疾病造成脊椎大角度彎
曲，手術風險高，手術高度依賴醫師精湛技術
能力與醫院配備。

（11）內視鏡腦下垂體腫瘤切除術：手術後頭臉部外
表無傷口，疼痛輕微，侵襲性低，恢復快速。

（12）螢光顯微手術：以五胺基酮戊酸（5-ALA）做
為螢光導引的切除術，是現今應用於惡性腦瘤
切除的新技術，此技術可協助醫師提高腫瘤細
胞清除率，進而提升病人存活率。

（13）頭頸部腫瘤暨皮瓣重建：對於復發頭頸部病人
者或多次電療者，為提升其存活率、降低復發
率，本院以徹底根治性手術與游離皮瓣重建，
來達成手術成功率、降低術後併發症。

（14）腹腔鏡胰臟尾端切除手術：2013 年起發展腹
腔鏡胰臟尾端切除手術，此手術困難度高而複
雜，臺灣少有醫院可執行此項手術。

（15）內視鏡黏膜切除術：內視鏡黏膜切除術對早期
食道癌、胃癌、腸癌病人的長期存活率不比外
科手術差，卻可避免大手術的風險與後遺症。

重度急救

　　本院依據緊急醫療救護法規定組成的急重症團隊，於 2015 年 1 月 20 日通過衛福部「緊急醫療能力分級」評定，為嘉義縣北區唯一之重度急救責任醫院。本院有能力不分日夜 24 小時處理重大創傷、急性中風、急性心肌梗塞、高風險妊娠及各種急重症，落實搶救生命的使命。相關案例參見下文「重大個案」。

社區醫療

　　大林慈院自創院以來，秉持走入社區，拔苦與樂的使命，主動走入社區服務，以期早期發現、早期治療。社區醫療部專責辦理社區醫療與健康促進方案，依區域內的地理交通、健康需求、人口結構 等資料分析，積極投入社區推動預防保健與癌症篩檢、長者健康促進、高齡友善醫療服務、社區防疫推廣，及偏鄉醫療等服務。2013-2016 年連續獲頒國健署高齡友善健康照護機構優良獎。

　　本院於雲嘉社區辦理早期失智篩檢多年，為降低照顧者負擔，2014 年於溪口鄉承辦衛福部長照資源不足地區的樂智社區關懷據點，將失智早期介入計畫導入社區，並拓點至民雄、竹崎、梅山等，2014 及 2016 年獲衛福部評核為優等及最佳拓點獎。另為長者健康促進，於中林、

明華等 9 個社區培力當地志工，開辦「健康甘仔店」，活化當地長者。

對長期於雲嘉社區環保站服務的志工及民眾的身心健康，安排家醫科、中醫科做健康諮詢，，包含血壓、血糖，慢性疾病等監測，並設有專案個管師做個案健康管理，計有 26 站、1264 位環保志工接受管理，列管 100 案。

因應雲嘉地區為全國人口老化最高之區域，且高齡者教育程度較低，故積極推動高齡友善醫院，成果並獲得國健署肯定。2011 年通過國健署高齡友善醫院認証，2012-2016 年獲頒國健署高齡友善健康照護機構優良獎，2013 及 2016 年同時獲國健署高齡友善服務獎，2014 年同時獲得國健署高齡友善環境獎。

綠色醫院

大林慈院 2006-2008 年連續三年獲環保署頒發「企業環保獎」，2007 年通過勞委會「友善職場認證」，100 年通過環保署「節能減碳行動標章」，2015 年通過內政部建築研究所「友善建築醫療機構特優獎」，2013-2016 年連續參與全球綠色健康醫院網絡（GGHH）年會。2015 年聯合國巴黎氣候高峰會，本院榮獲「氣候領導」金獎及「災難

復原力」銀獎。2017 年主動爭取由慈濟醫療志業在臺灣主辦第四屆 GGHH 年會，大林慈院為主要籌備單位。

重大個案

作為區域教學醫院，大林慈院自 2000 年 8 月啟業之後，就發揮守護生命、守護健康的神聖使命，在慈濟基金會的鼎力支持，以及歷任院長和醫護同仁的無私付出，已經成功醫治許多重大的醫療個案，以下僅列舉數例。

（1）心臟內科：24 小時心導管 搶救生命

大林慈濟醫院啟業 20 年來，在林俊龍執行長的支持下，20 年前即成立雲嘉第一個 24 小時不間斷的救心小組，只要急診聯繫，就會啟動心肌梗塞治療行動，持續提供 24 小時心導管服務，為心肌梗塞病人進行心導管緊急治療，可在 90 分鐘內為急性心肌梗塞病人打通血管，而且達成率高達 90% 以上，獲得最好的成效，是全臺數一數二的團隊，做到許多醫學中心都不一定能做到的事。至今已執行 10,000 多例心導管治療，並通過重症急救責任醫院評鑑，成為守護雲嘉民眾健康的堅強防護。

2017 年 11 月，一位 97 歲特高齡阿嬤嚴重胸痛、冒冷汗，到急診求醫，經診斷為心肌梗塞，共有三條血管阻塞，合併左主幹狹窄，傳統需做繞道手術治療，但患者年

事已高，手術風險大，最後由心臟內科醫師成功以心導管打通血管，放置四支支架，兩天後即順利出院。

2018 年 1 月，未滿 30 歲的王小姐因陣發性房室傳導阻滯造成心跳暫停，出現頭暈症狀，甚至有昏倒的危險。她在一年多前安裝傳統式心律調節器，但胸口的傷口表皮曾兩度發生感染，因此由大林慈院心臟內科李易達醫師為她改置入新型無導線心律調節器，不僅體積大幅減少，也不再有導線及傷口問題，是雲嘉安裝無導線心律調節器的第一例個案。

（2）心臟外科：搶救急性肺栓塞產婦

一名產婦產後第四天，疑似急性肺栓塞而陷入昏迷，被救護車緊急送往大林慈院時已無生命跡象。後續由心臟血管外科主任張兼華收治。因產婦到院時已經沒有生命跡象，在急診用 CPR 搶救，裝上葉克膜後仍呈現心律不整狀況，後續施以電擊，經電擊幾次之後才恢復心率，並慢慢恢復意識。搶回脈搏之後，醫療團隊從電腦斷層中找到躲在肺動脈裡的血塊，立刻給予血栓溶解劑治療，48 小時後順利移除葉克膜，不僅讓產婦獲得重生，也為新生寶寶帶來一個最好的平安夜禮物。

（3）腎臟科：活腎移植 家庭重生

大林慈院從 2001 年起為雲嘉地區最早執行多重器官捐贈與移植手術醫院，2003 年起積極發展活體移植手術，至今 20 年來都是由同一團隊共同努力完成，術後五年肝腎移植存活率達到全國平均，特別是活體移植更是達到優良成果，去年更獲得優秀器官勸募獎，同時擔起照顧院外移植後的病患重任，讓患者不再辛苦奔波。

2017.12.27：37 歲林先生三年以來飽受雙腳抽筋之苦，今年到醫院檢查發現罹患腎衰竭，嚴重到必須洗腎或換腎，妻子自告奮勇捐出左腎救丈夫性命，在大林慈院移植中心主任尹文耀利用腹腔鏡進行活體腎臟移植後，夫妻倆終於恢復正常生活。

2018.08.09：擔任公職的 46 歲葉先生，近日身體出現頭暈、嘔吐、抽筋等症狀，到醫院檢查才得知腎臟已失去功能，需緊急洗腎才能保命。妻子不忍丈夫受病痛折磨，在大林慈院移植中心尹文耀主任協助下，如願以償捐出一顆腎臟救夫，讓先生重拾健康，繼續服務社會。

（4）整形外科：顯微手術 拯救截肢

30 歲的蔡姓年輕患者，2020 年 2 月因血糖過高昏迷，在外院求醫時不幸併發急性左下肢血栓與腔室症候

群，導致左足壞死及敗血症和腎衰竭，經洗腎治療與住加護病房一個多月後病況不見好轉，醫師建議左下肢截肢，哥哥顧及雙胞胎弟弟還年輕，希望能肢體保留，於是輾轉到大林慈院求診。4月6日入院後，在黃介琦主任及腎臟科、感染科等醫療團隊搶救下，左小腿陸續清瘡六次，左足壞死切除，保住左腳，以游離皮瓣重建，成功治療敗血症與腎衰竭、尿崩症，6月18日順利出院。

另一個案例為難度極高的駝背100度的整形矯正手術。30多歲的年輕患者林先生在大林慈院20週年院慶時，挑著扁擔裝滿二大籃自種的水果來到院慶會場。在竹崎經營果園的林先生，因僵直性脊椎炎造成脊椎嚴重變形，之前身軀如拐杖無法平躺入睡，走路時只能垂頭看地搖晃如熊。一家之主的他面臨工作不易、外界異樣眼光的身心煎熬，輾轉找到大林慈院尋求副院長簡瑞騰醫師協助，歷經三階段的矯正截骨手術後，終於再次抬頭挺胸做好漢。簡副院長感恩外科團隊的合作，以及恩師陳英和院長的教導，示現醫療的典範。

（5）神經外科：搶救腦動靜脈畸形破裂

今（2020）年年初，16歲的簡姓年輕人因為劇烈頭痛，在家中暈倒，由家屬緊急送往急診，才短短10幾分

鐘的路程，到院時兩邊瞳孔已放大，昏迷指數3，血壓只剩30多。當時醫師快速施以插管並做電腦斷層檢查，發現病人右邊腦部大出血及腦腫，進一步確認為腦動靜脈畸形已破裂，合併腦出血及硬膜下出血，壓迫腦幹，情況相當危及，若不趕快處理，即可能腦死或死亡。

負責執刀的神經外科吳宗憲醫師第一時間清除腦部血塊，解除對腦幹造成的壓迫，加上腦腫脹，手術時病人血壓一直在下降，手術房中緊急輸血、維持血壓、止血，同時又要找出動靜脈畸形的位置，當天輸血多達6,000c.c，終於緊急搶救了年輕的生命。在加護病房中，腦血管攝影檢查顯示患者腦部還有另一個動靜脈畸形，為防止再破裂，陳金城副院長告知父母最好再次進行手術。六月第二次手術，由陳副院長執刀，住院14天後順利出院。

對這一段搶救生命的過程，神經外科專長的陳金城副院長在2020年8月8日舉辦的大林慈濟醫院20週年院慶大會上，含著感動的淚水，述說這種罕見的急、難、重症個案，除了時間緊急，需在30分鐘內處理完成，接著進手術室，將困難又複雜度高的動靜脈畸形做手術處理，他感恩吳宗憲醫師多年的承擔：「因為他帶給許多家庭希望，將所有送來的急重症病人都治好。」

（6）胸腔內科：肺癌重症 絕不放棄

20 年前，在大林發現的肺癌病人大約一半以上都不想治療，在林俊龍執行長「大有可為」的鼓勵下，賴俊良副院長決定為病人多做一些，他感恩許多前輩的指導，還有團隊的協助，可以讓大林慈院的治療與國際間同步。

隨著醫學進步，近年來肺癌治療已進入精準醫療，大林慈院副院長、胸腔內科醫師賴俊良指出，肺癌治療不「挑食」，醫師可以根據不同病人的不同病況提供客製化治療，包括手術、化療、標靶治療、免疫療法、放射治療等，有助提升病人存活率、改善生活品質。

以往肺癌的診斷從影像去診斷、分期、病理確診、基因檢測等，需要兩個星期，在大林醫療團隊的努力下，將診斷流程建置起來，從一開始發現、懷疑是肺癌，到確定診斷，分期，到基因檢測出來，大概只要五到七天的時間，醫療團隊可以很快跟病患討論治療方向，這是很大的突破，可以讓病患減少很多心理煎熬。

罹患肺鱗癌的關先生在院慶大會分享，2018 年得知罹患肺癌後，因對正規醫療沒有信心，轉而尋求另類療法，後因腫瘤已轉移，才在上人建議下來到大林找賴副就醫，他感恩在他病情危急來就醫時，賴副沒有放棄他，為

他找到合適的藥物治療，目前腫瘤已逐漸消失。

罹患肺腺癌的紀先生為了到何處治療，到廟裡擲筊問神，問到大林賴俊良醫師時，一連得了五個聖筊，因此決定到大林就醫。由於做基因定序後，發現目前國內沒有藥物可以使用，賴副院長不但在晚上傳訊息鼓勵他「不要放棄治療」，更為了申請美國的藥物，晚上幾乎都是在加班寫信，費時五個多月，終於取得藥物，讓他十分感恩。紀先生是臺灣第一位使用這種藥物的基因突變病人，服藥後第一個星期疼痛就改善了，第三個星期已可以看到腫瘤逐漸消散。

（7）風免團隊：由國內走向國際

20 幾年前，雲嘉地區風濕免疫相關醫療資源匱乏，身為免疫醫學博士的賴寧生院長毅然返嘉，貢獻所學，更在大林慈院建立中南部地區「免疫風濕病整合醫療照護中心」，集檢驗、治療、教學、研究於一體，進一步建立完善的衛教資訊系統與個案管理追蹤系統，成為全方位整合醫療照護模式，也是臺灣免疫風濕科第一個獲得國家品質標章的臨床單位。

20 年來，過敏免疫風濕中心治療國內外白斑症病患超過 20,000 多個，為白斑病人帶來希望。來自香港的馬

小妹妹飽受白斑困擾，來臺接受治療後情況逐漸改善，卻受到新冠肺炎疫情影響無法來臺回診，賴寧生院長透過遠距視訊看診，詢問馬小妹妹病情，同時透過視訊仔細查看她手部白斑的改變情況，再根據病情調整用藥。馬小妹妹的母親非常開心可以透過視訊來解決女兒無法來臺就醫的問題。

罹患異位性皮膚炎的雙胞胎寶寶施小妹妹，治療後皮膚恢復光滑，常常即興表演熱舞與大家同樂，可愛的模樣令人歡喜，再也看不出過去發病時癢到無法睡覺、上學，為病所苦的模樣。兩人及媽媽感恩許寶寶主治醫師及護理師與醫療團隊的照顧，讓她們回歸正常生活。

嚴重的全身性天疱瘡若不治療，一年內死亡率高達75%。施先生罹患罕見的天疱瘡，全身長滿水泡，嚴重時全身必須包覆如木乃伊，開口說話也痛苦，轉診到大林慈院，賴院長從免疫病理的角度，找出方法並承擔風險，使他脫離病苦，找回施先生原本的面貌。

國際醫療

自 2000 年啟業開始，本院便陸續接受來自國際的轉介病人，慈濟在海外有許多資深志工及國際慈濟人醫會（見本書第 ❽ 章），全程協助國際間需要診治之病人。

本院國際醫療服務中心設有專業的協調經理人，除了協助就醫看診的流程，也針對國際病人及家屬提供便利的服務（包含住宿、交通接駁、觀光、旅遊規劃等）和通訊設備的協助（包括電話、傳真、網路等）。國際友人有任何醫療保健的需求，本院可提供親切優質的醫療服務團隊及先進的醫療技術，是國際人士來臺灣就醫的最佳選擇。

在國際醫療合作方面，本院於 2016 年 8 月 10 日與尼泊爾健康照護基金會簽署合作備忘錄，針對環境友善、醫療廢棄物減廢、腎臟透析（洗腎）、慢性腎臟病預防、系統管理、人員教育訓練等各方面進行交流與合作。

醫學研究

大林慈院在 2002 年 7 月就成為區域教學醫院，並朝著醫學中心的願景用心前進。為了達成這個願景，並提供優質的醫療品質，醫護人員積極投入醫學領域的專業研究。在慈濟基金會的支持及全院同仁的努力下，大林慈院的研究成果在量與質方面都有不錯的成績。

在數量方面，以 2015 年 7 月 ~2016 年 7 月為例，大林慈院醫師共發表 99 篇論文，大多發表在著名的國際期刊，其中有相當多篇發表的期刊有相當高的影響係數，包括 Oncotarget（6.36）、Canadian Medical Association Journal

（5.96）、Medicine（5.72）、Scientific Reports（5.58）等。護理部、研究部及其他部門包括與醫師合著，共發表 54 篇論文。本院醫護同仁的研究對於醫療知識或技術大多具有重要的貢獻，僅舉數例如下：

大林慈院中醫藥研究成果豐碩，2007 至 2017 年共發表期刊論文 31 篇，其中大多發表於知名的國際期刊，例如中醫部主任葉家舟醫師團隊以全國健保資料庫進行分析，長期追蹤 15 年，發現未接受中醫治療的眩暈患者發生中風的機率是 25.71％。這項研究於 2016 年 5 月刊登於《民族藥理學》（Journal of Ethnopharmacology 84:138–143）。同樣根據健保資料庫 15 年長期資料的另一項研究，以 21,020 未診斷為 B 型肝炎的患者為對象，分析有無使用中醫藥的相關性，發現使用某些中醫藥超過 180 天的 8,640 位患者，發展出肝癌細胞的風險顯著低於未服用中醫藥者（5.28% 比 10.18%），本研究於 2017 年 1 月刊登於《英國醫學期刊》（BMJ Open）（2017;7:e014571. doi:10.1136/ bmjopen-2016-014571）。此外，陳柏全醫師於 2016 年 5 月發表於 Medicine（2016 Jan;95（3）:e2536）的文章，探討傳統中醫治療與第二型糖尿病心血管併發症的關係。

2017.07.18：腸胃內科謝毓錫醫師研究發現，運用換水大腸鏡較傳統充氣法大腸鏡，腺瘤發現率增加 12%，有助減少大腸癌發生。相較於傳統充氣式大腸鏡，由於腸道沒有被空氣撐脹變長，維持在塌陷的自然狀態，不但能減輕病人檢查時的疼痛，且大腸鏡進入時因大腸已被沖洗乾淨，讓醫師可以專心尋找腺瘤（大腸息肉），提高發現率。研究成果已刊登於美國內視鏡醫學會官方期刊《腸胃內視鏡》。

2018.06.06：骨科楊昌蓁醫師帶領醫療團隊，蒐集國外雞尾酒療法的經驗，經過兩年的研究發展出最佳模式，大幅改善病人在手術後的疼痛問題，達到快速復健效果，對飽受膝關節退化之苦的病人是一大福音。

2018.10.24：耳鼻喉科暨聽語中心主任黃俊豪領導的團隊，以臺灣健保資料庫進行分析，追蹤 12 年發現，年輕耳鳴患者未來罹患良性腦瘤的機會，是沒有耳鳴者的 1.65 倍，而罹患惡性腫瘤的機會則是 1.66 倍。此一研究成果於 2019 年底刊登於國際知名期刊《神經流行病學》（Neuroepidemiology）。

專利與授權

大林慈院的醫師在醫療專業之外，也努力研發相關

的醫療技術與產品，以造福更多病患。過去五年間，本院醫師與研究團隊研發出下列專利與授權：

（1）2015.01.11：腹膜透析團隊研發的「醫療用防感染箱」獲得專利。

（2）2016.01.04：過敏免疫風濕中心研發的「融合蛋白及其製造方法、及融合蛋白用於製備藥物之用途」獲得日本及中華民國專利。

（3）2016.02.07：教學部研發的「醫療數位學習管理系統」和「互動式醫療學習系統」獲得專利。

（4）2016.04.10：放射腫瘤科團隊研發的「醫療異常警示系統及其運作方法」和「醫療平臺及其整合查詢系統」獲得專利。

（5）2016.09.05：放射腫瘤科開發「整合性放射治療資訊平臺」，與承業生醫企業集團旗下的子公司久和醫療股份有限公司簽署技術轉移授權合約。

（6）賴寧生院長發明融合蛋白及其製造方法及融合蛋白用於製備藥物之用途，獲得臺灣專利。

社會影響

成立 20 週年的嘉義大林慈院和改制屆滿二年的雲林

斗六慈院，對醫療資源極度匱乏的嘉義和雲林地區，提供優質友善的醫療及時雨，前文提及的二個醫院在每年的急重症和一般門診服務人次，充分顯示慈濟慈善醫療對守護本地鄉親生命與健康的重大意義。

大林慈院從啟業至今 20 年，已收治超過 47 萬住院人次，至 2019 年底，門診服務將近 1,250 萬人次，急診已服務超過 78 萬人次。年輕的斗六慈院在 2019 年 1 月升格為醫院前的 15 年間，已服務了 278 萬人次，至今應超過 300 萬人次。

大林慈院 2015 年通過重度級急救責任醫院後，承擔守護雲嘉地區的急重症病人，並開始支援虎尾若瑟醫院，加強服務照顧地方鄉親，在 2016 至 2019 短短的四年間，急重症團隊就搶救了 3,225 位鄉親。以整形外科團隊為例，20 年來共完成 30 多萬臺刀，其中包括將近 900 例類似前文提及的拯救 30 歲年輕患者免於截肢的「重大個案」，讓許多家庭在絕望中重拾生命的喜悅。

這些數據一方面展現大林和斗六慈濟醫院透過穩健的發展策略，一步一腳印地落實慈濟醫療體系「守護生命、守護健康、守護愛」的使命與願景，另一方面則從三個面向展現二大醫院重要的社會影響：首創醫療造福雲

嘉、醫療科技人文實踐、關懷偏鄉全年無休。

首創醫療 造福雲嘉

　　於 2000 年 8 月 13 日啟業的大林慈濟醫院，在 2001 年 6 月就通過區域醫院的評鑑，並迅速的創造出雲嘉地區首度出現的醫療設施，對民眾的健康進行實質的照顧。這些首創的醫療依各年度扼要簡列如下：

　　2001.11.10—完成首例腎臟移植手術；2001.12.17—嘉義縣災難救護隊於大林慈院成軍，為南部地區第一支地區救護隊。

　　2002.4.12—成立雲嘉地區第一所「醫學研究部」，肩負醫學研究與教學使命；2002.4.18—正式啟用「證據醫學中心」，協助醫師結合文獻資料與醫護人員的臨床經驗，使患者獲得最佳的治療；2002.7.1—通過區域教學醫院評鑑；2002.8.8—成立雲嘉第一個「肝病防治中心」。

　　2003.8.13—施行首例肝臟移植手術；2003.9.1—腫瘤中心剪綵啟用，提供整合性的醫療服務，並設立希望小站，關照癌症病患的社會心理需求。

　　2006.10.10—成立「過敏免疫風濕中心」，結合醫療、衛教、追蹤、教學與研究資源，提供以病人為中心的整合性醫療服務，於 2010.12.08 獲得國家品質標章認證；

2006.11.15—成立「臨床教學中心」，為區域級教學醫院的第一所。

2007.7.6—「磁振造影中心」正式啟用，引進新型1.5T高分辨率磁共振造影（MRI）儀器，對於心臟、頭頸部血管、乳房、肝臟等疾病均能提供影像品質佳的檢查結果，並且縮短檢查時間。

2009.6.16—「預防醫學中心」揭牌正式啟用，落實推廣預防醫學。

2014.12.18—放射腫瘤科、核子醫學科、藥劑部、腫瘤中心、預防醫學中心和健康管理中心，分別以醫事服務、醫務管理、特色醫療、護理特色專科等組，獲得國家品質標章認證。

2015.1.20—通過緊急醫療能力分級評定，成為重度級急救責任醫院；2015.12.3—參與法國巴黎的聯合國氣候變化框架公約第 21 次締約國大會暨京都議定書第 11 次締約國會議，獲頒「2020 Health Care Climate Challenge（健康照護氣候挑戰）」領導金獎、災難復原力銀獎。2015.12—通過區域醫院及教學醫院評鑑為優等。

2016.3.25—長期對學會之支持及對臺灣醫療品質之貢獻，獲臺灣醫務管理學會頒「臺灣醫療照護品質特殊

貢獻獎」；2016.8.3—核子醫學科通過財團法人全國認證基金會（TAF）認證，獲 ISO15189 醫學實驗室規範實地認證，也是亞洲首例通過核子醫學影像項目認證的實驗室。2018.6.22—將 HIS 醫療資訊系統結合 LINE 的推播功能，獨創「個人化行動篩檢」智慧醫療服務，榮獲國民健康署「癌症篩檢傑出創意」選拔的全國金牌獎。

此外，大林慈院也將醫療服務擴展至有醫療需求的鄰近區域，並協助地方提供醫療協助，包括：2002.9.15—大埔醫療站揭碑啟用，全天候派住醫師駐診，並提供預防保健與衛教等服務；2003.3.8—巡迴醫療車「大愛行動醫生管」捐贈儀式啟用典禮，主動將醫療服務帶入鄉里，讓預防保健觀念深植民心；2003.10.21—斗六門診部啟業；2008.7.31—斗六門診部「血液透析中心」啟用，引進專業「慢性腎臟疾病照護團隊」，協助糖尿病與心血管疾病等患者，延緩進入洗腎病程；2014.9.29—失智症中心於溪口游東村活動中心設立「長照樂智」社區服務據點，為嘉義縣市第一個針對失智症長者提供的關懷據點；2017.9.18—成立長照服務中心，於大林鎮、溪口鄉、梅山鄉、竹崎鄉及番路鄉等五個鄉鎮設置七處失智社區服務據點；2019.4.10—慈濟嘉義聯絡處連續六年與新港奉天宮合作，於香客大

樓旁空地設置「大甲媽祖遶境複合式醫療站」，由大林慈院與雲嘉南慈濟人醫會醫護團隊，為信徒提供醫療服務並宣導環保；2019.12.19—嘉義大林慈濟醫院、雲林斗六慈濟醫院與雲林縣私立長愛家園育幼院舉行醫療協助簽約儀式，針對院童的醫療費用自付額提供協助，攜手守護院童身心健康。

醫療科技 人文實踐

大林慈院以科技為基石、以愛為拱橋，要將病人帶離苦難、身心歡喜，以 10 個經營理念，營造親切、高效率、高品質，以及全面促進健康的醫療典範。

（1）溫馨接送情：規劃 10 多條交通車路線，由客運、公車業者來經營。每一台交通車都有志工幫忙看診鄉親預先掛號、還會提醒要定時服藥、複診。

（2）自在無礙：醫院大廳有滿室陽光；服務台、掛號批價櫃台、病房護理站櫃台全都是 90 公分高的矮櫃台設計，民眾可以自在地坐下來，安心地接受同仁的服務。每天一百多位醫療志工在醫院服務，將自己的生命經驗與病人的生命交融，讓病人安心自在。

（3）服務全方位：透過完整的醫療團隊，提供完整的服務，滿足所有來醫院民眾的需要。民眾從看診、檢查到

後續的開刀，都能在醫院醫學中心級的軟硬體與專業技術中獲得最佳的保障。

（4）醫療不打烊：大林慈院提供從來院前的疾病預防、生病後治療，及治療後返家照顧所構成的持續性醫療，如此才能真正照顧病人的健康。

（5）身心皆安樂：尊重生命、人本醫療是慈濟醫療志業的精神指標，秉持著佛陀「醫病醫心」的本懷，提供民眾身、心、靈的全家、全時的照顧，給予病人、家屬整體性的照顧。大林慈院雖是佛教醫院，但除了佛堂的設計外，也設置有禱告室，讓不同宗教信仰者獲得心靈的安定。

（6）用心愛大地：在全球資源逐漸匱乏、全球暖化令人擔憂之際，大林慈院讓環保成為生活的習慣與實踐。除了隨身攜帶環保餐具、醫院同仁於假日進行醫院環保回收之外，醫院從內到外也具體實踐「綠色建築」的理念，包括連鎖磚、中水回收等。

（7）科技做先鋒：善用電腦科技，資訊系統讓醫療診斷、開藥，醫護人員可以隨時透過電腦掌握病人的最新狀況；在開刀房，醫師可透過電腦調出病人立體的清晰檢查影像，為開刀做最充分與完善的確認。

（8）永續經營：有效益的醫療照護，把每一分錢都用在刀口上，盡全力達到收支平衡、永續經營，為更多的民眾造福。

（9）愛無止盡：秉持佛教慈、悲、喜、捨的理念，提供富有愛心的服務，從醫師全力搶救生命、志工膚慰病人與家屬，身心障礙朋友從大愛農場的技藝學習、實際的與人互動中獲得生命的喜悅，展現醫院的溫暖呵護與生命關懷。

（10）好厝邊：以社區為導向的醫療服務，從疾病的篩選到預防、治療，以及後續的協助與關懷，提供完整的醫療服務，透過社區志工、健康柑仔店，以及醫護同仁的往診、居家關懷等，構築社區完整健康促進網絡，包括社區衛教，打造社區支持系統，讓健康促進成為社區民眾的生活常態。

關懷偏鄉 全年無休

慈濟於 1986 年在花蓮設立慈濟醫院，已經揭示慈濟醫療體系對偏鄉的深重關懷。秉持相同的一念心，大林慈院失智症中心於 2014.9.29，在 6 公里外的溪口鄉游東村活動中心設立「長照樂智」社區服務據點，為嘉義縣市第一個針對失智症長者提供的關懷據點；2017.9.18：成立長

照服務中心，於大林鎮、溪口鄉、梅山鄉、竹崎鄉及番路鄉等五個鄉鎮設置七處失智社區服務據點；2019.4.10：慈濟嘉義聯絡處連續六年與新港奉天宮合作，於香客大樓旁空地設置「大甲媽祖遶境複合式醫療站」，由大林慈院與雲嘉南慈濟人醫會醫護團隊，為信徒提供醫療服務並宣導環保；2019.12.19：嘉義大林慈濟醫院、雲林斗六慈濟醫院與雲林縣私立長愛家園育幼院舉行醫療協助簽約儀式，針對院童的醫療費用自付額提供協助，攜手守護院童身心健康。

　　大林慈濟醫院對嘉義偏鄉的照顧最長期的是 2002 年 9 月 15 日就在大埔鄉設立的醫療站，全天候派駐醫師駐診，並提供預防保健與衛教等服務，至今 18 年沒有間斷。大埔鄉雖屬嘉義縣，但位於曾文水庫東岸，緊鄰臺南縣境，距離大林相當遠，直線距離約 30 公里，但蜿蜒的山路則約 60 公里。

　　十八年前，家住大埔鄉的陳女士和女兒兩人都不能走路，女兒有腦性麻痺，且頭部腫瘤不宜開刀。大林慈院進駐大埔鄉，隔年中醫部葉明憲醫師開始每週三前往大埔醫療站提供服務。如今母女能走路，女兒身體也維持得很好，陳女士感恩地說：「我們母女都不能走路，就是葉醫

師幫我們醫好的」，她除了感恩葉醫師的針灸與治療，更感恩不管是否颱風下雨，依舊不畏艱難驅車前往，山路蜿蜒，有時下雨還會有山崩的情況，「他不止治療我們母女，更治療我們全村的鄉民，每個人都認識葉醫師，每當下雨我們都祈禱他一路平安抵達大埔，也平安回家。」

茶山筍農王先生夫妻兩人盛裝出席 20 周年院慶大會會場。前一段時間，王先生到山上割筍時忽然覺得不舒服，兩個月內發生心跳 190 到 200 下的狀況，到大埔醫療站就醫，駐診的林英龍醫師多次關心他的身體，建議他到大林慈院心臟內科詳細檢查，經由大林慈院李易達醫師以電燒治療而恢復健康。王先生除了定期回診，由林英龍醫師檢查心臟情形以外，罹患僵直性脊椎炎的他也定期到大埔醫療站讓葉明憲醫師診治，中西醫聯合診療，讓他得以維持身體健康。王先生感恩大林慈院於大埔設立醫療站，讓鄉親有所依靠。

大約一年前，一位三個月大的早產兒，因嚴重感冒，痰液卡到喉嚨無法呼吸，瀕臨危急狀態，當時是晚上十點，滿臉憂愁的年輕媽媽緊急叫了救護車，送到大埔醫療站途中傳訊「嬰兒已無呼吸」，但經過大埔醫療站緊急處理，嬰兒較穩定再後送到山下醫院緊急救援，期間林英

龍醫師隨時關心孩子狀況。嬰兒現在已經一歲多，活蹦亂跳，在 20 周年院慶大會上，母親透過視訊表達對大埔醫療團隊的感恩之情。

　　大埔鄉是全臺灣四個無醫鄉之一，最常見毒蛇咬傷、刀傷、車禍、蜜蜂螫傷、山豬咬傷等，醫療站 24 小時守護鄉親。林英龍醫師感慨地說，這裡的鄉民生病很辛苦，必須攀山越嶺，最近的就是嘉義與臺南，下山也需要一個多小時蜿蜒的山路，所以根本不能生病。就如大埔鄉吳明勳鄉長所說：「你們來，我們才有穩定的醫療資源，你們沒有來，就沒有穩定的醫療資源。」

　　林英龍醫師知道醫療資源是山上鄉民最珍貴的寶藏，他感恩地說：「在這裡一天 24 小時，一年 365 天，天天守護大埔醫療站，手機隨時待命，這是一份使命，雖然艱難，但很幸福，身為專業醫療人員守護這裡的鄉親，有這份有意義的工作是最有福氣的，不管有沒有錢，心富勝於財富。」

　　林英龍醫師雖然是在闡述他個人對偏鄉醫療匱乏的悲憫之情，卻也真情的訴說著大林、斗六慈濟醫院整體醫護同仁，對雲嘉偏鄉「守護生命、守護健康、守護愛」的深濃情懷。

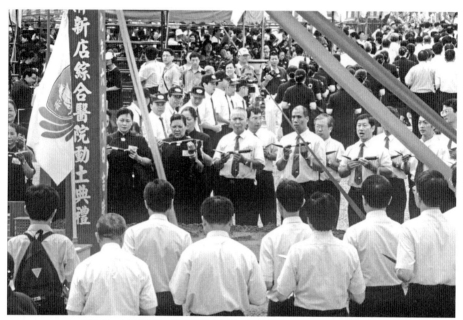

臺北（新店）慈濟醫院動土典禮（攝影／顏霖沼）

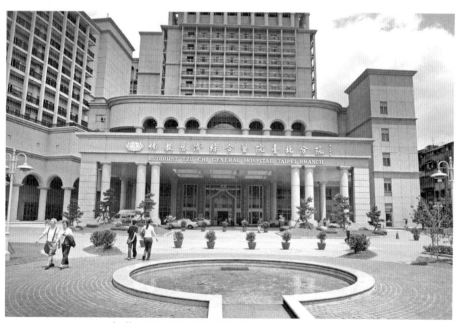

臺北（新店）慈濟醫院（攝影／林宜龍）

第 ❸ 章
臺北慈濟醫院

臺北慈濟醫院院長室

臺北慈濟醫院座落於新北市新店區，於 2000 年 6 月 10 日動土興建，2005 年 5 月 8 日正式啟業，是目前慈濟醫療系統中第一所位於都會區的大型醫院，並於 2016 年獲准成為準醫學中心，為擁有龐大人口的大臺北地區民眾提供彌足珍貴的醫療資源。

新北市佔地幅員廣大，目前人口超過 400 萬，但醫療資源分佈仍感不足，尤其是新店溪與景美溪流域，包括木柵、景美、新店、深坑、石碇、坪林、三峽、烏來等大臺北東南隅的大文山區，以及包括中和、永和的雙和區，醫療需求最為急迫。臺北慈院的正式啟用，為這些地區 100 多萬民眾提供迫切需要的醫療資源。

在證嚴上人的慈悲大願，以及全球慈濟人合心協力護持下，臺北慈院是慈濟在大臺北締造國內第一座具備防震效能的「守護生命磐石的千年醫院」，蜚聲國際，慈濟醫療志業邁向新里程碑，也為臺灣醫療史樹立「人文醫

院」的新典範，在繁忙複雜的都會醫療環境中，提供友善、高品質的醫療服務，並營造出寧靜與人文氣息，啟發心靈的力量。

發展緣起

秉持「人本醫療、尊重生命」的創院宗旨，臺北慈院的軟、硬體建築設計，均以安全、專業與人文為準則，以期提供來院民眾最完善的醫療環境與照護。1999 年 9 月 21 日臺灣發生芮氏規模 7.3 大地震，奪走 2 千多條生命，不少位於災區的醫院也受重創，許多建築崩壞倒塌，災情嚴重的景況令證嚴上人萬分不捨。

當時正準備興建計畫的臺北慈院，基於上人所提「災難發生時學校與醫院絕不能倒塌」的理念，建築設計團隊重新規劃，先後前往美國、日本了解隔震系統，尋求災難來臨時「醫院不能倒、儀器不能損」的建築工法，打造千年防震醫院。

從 2000 年 6 月 10 日動土，2005 年 5 月 8 日正式啟業，臺北慈院包含地下 3 層、地上 15 層，總計 47,240 平方公尺的建物，皆為鋼骨鋼筋混凝土（SRC）結構，並裝置全臺首見的隔震墊設備，使用 5 種隔震器，共計 349

座，確保建築物在地震來臨時，能達到剪力變形 40% 的應變力，即水平位移半徑達 80 公分，是臺灣第一間具備防震效能的「守護生命磐石的醫院」，綠能與人文設計也讓臺北慈院榮獲美國 NBBJ 評選為年度最佳醫院建築。

啟業前，證嚴上人以「感恩、尊重、愛」，期勉本院同仁落實「守護生命、守護健康、守護愛」的信念。2005 年 5 月 8 日正式啟業後，除成立各專科醫學中心、全面發展微創手術外，更結合慈濟社區網絡，支援基層醫療院所，落實社區衛生教育，配合政府機關辦理保健及公共衛生，同時也針對身心障礙兒童提供診斷、治療、復健、親子教育等全程醫療服務。期望落實以人為本，視病如親，醫人、醫病又醫心的全人理念，為病苦民眾拔苦予樂。

2006 年本院通過 ISO 9001:2000 外部稽核，獲得國際認證組織 SOCIETE GENERALE DE SURVEILLANCE S.A.（簡稱 SGS）頒發 ISO 證書。2013 年第一次申請參與醫學中心評鑑，通過所有評鑑條文。2016 年成功完成 ISO 9001:2015 轉版驗證，並通過衛生福利部（簡稱衛福部）醫學中心暨教學醫院評鑑，成為「準醫學中心」，提供北臺灣民眾醫學中心級的高品質醫療服務。

醫院規模

至 2019 年 12 月，全院員工總人數 2,264 人：

職類	人數
醫師	393
護理	993
醫技	536
行政	342

截至 2020 年 6 月，全院總床數共 1,013 床，病床類別與許可床數如下表：

病　床　類　別		床數
一般病床	急性一般病床	499
	慢性一般病床	200
	精神急性一般病床	70
	精神慢性一般病床	0
特殊病床	加護病床	81
	血液透析床	52
	嬰兒床	18
	嬰兒病床	10

		急診觀察床	40
特殊病床	觀察床	其他觀察床	3
	手術恢復床		10
	安寧病床		12
	亞急性呼吸照護病房		12
	負壓隔離病床		4
	骨髓移植病床		2
總 床 數			1013

臨床科系與服務量

臺北慈院自 2005 年啟業至 2020 年,各醫療科部均衡發展,臨床科別包括小兒科、中醫科、內科、牙科、外科、皮膚科、耳鼻喉科、放射線診斷科、放射線腫瘤科、泌尿科、急診醫學科、家庭醫學科、核子醫學科、解剖病理科、神經外科、神經科、骨科、婦產科、眼科、麻醉科、精神科、復健科、整型外科、臨床病理科、一般科、口腔顎面外科、齒顎矯正科、職業醫學科,共計 28 科。

近五年服務人次列如下表,各項業務量月平均,門診達 10 萬人次,急診 5,500 人次,住院約 3,000 人次。

臺北慈院 2015-2019 年醫療服務人次（全年度統計）

	2015	2016	2017	2018	2019
門診	1,115,234	1,140,807	1,173,748	1,205,146	1,207,478
急診	68,959	71,126	65,666	65,555	65,906
住院	33,108	32,446	32,620	33,381	33,326
手術	18,443	20,396	21,805	21,689	21,933
平均每日門診	3,976	4,096	4,260	4,343	4,391
平均每日急診	189	194	180	180	181
醫療志工人次	71,739	70,080	68,357	66,961	65,772

資料來源：各年度慈濟年鑑

高階醫療儀器與設備

為提供優質的醫療服務，本院購置許多高階的醫療設備，以下列舉較重要的儀器：

（1）醫學影像部放射診斷科：設有高階 256 切電腦斷層掃瞄儀，可以非侵入性且低輻射劑量的方式進行肺結節（腫瘤）篩檢。

（2）放射腫瘤科：以銳速刀透過直線加速器的旋轉，

調控輻射強度、連續多角度照射全腫瘤，增加準確度、縮短治療時間，使病人更為舒適。

（3）核子醫學科：設有正子電腦斷層掃描儀，除可協助癌症腫瘤檢查外，亦可追蹤治療成效。

（4）心臟與周邊血管中心：利用 3D 即時光學同調電腦斷層掃瞄儀，透過 3D 視野可更精準裝置心導管支架。

（5）耳鼻喉科：設有「立體電磁定位手術導航系統」，具電磁導航定位技術與光學定位系統，並可將 CT 及 MRI 影像融合即時導航中，使醫師能更精準與更安全的執行功能性內視鏡鼻竇手術、經鼻顱底手術及側顱底手術。

（6）眼科：合併使用「顯微角膜刨刀」與「人工前房」，可將原本五層的眼角膜進行分層，依患者情況進行「分層角膜移植手術」，不僅可降低術後排斥、縮短癒合時間，同時亦可讓捐贈者的角膜幫助更多病人。

（7）高壓氧中心：設有一次可容納 12 位病人的「高壓氧艙」，利用壓力與純氧提供，可讓病人血紅素含氧量達飽和，並利用物理現象增加溶於血漿中的氧氣，能提升病人抵抗力，促使微血管增生。

除上述各科室中心的高階設備外，本院於 2017 年引進全球最新型的第四代達文西手術系統，應用在泌尿科、

一般外科、耳鼻喉科、婦產科、大腸直腸外科、心臟血管外科、胸腔外科以及口腔顎面外科等困難手術，以電腦微調系統與 3D 放大視野，外科醫師可進行更複雜、更精準與更靈活的手術，與傳統手術相較，具傷口小、術後疼痛少、恢復快、住院天數短等優點，提供病人更高水準的微創手術。

2020 年打造複合式手術室，同時具備高階血管攝影機及手術設備，讓心臟內、外科醫師能夠在共同平臺合作，為需要複雜心血管介入手術的病人服務。可提高手術精準度、縮短手術時間、降低出血與相關併發症，以最安全、最有效益的尖端醫療守護病人生命。

2020 年建置檢驗智能化實驗室，打造全國第一套跨樓層檢體輸送帶，實現檢體「隨到隨做」，大幅縮短送檢時間。急診與加護病房的急做檢體亦可透過專屬管道傳輸系統，進入自動化檢驗分析儀器軌道進行分析，加速效能。實驗室採用全自動化四軌軌道設備，開放串接不同廠牌儀器設備，血液檢驗亦採用軌道系統，串接目前最完整的全自動化檢測與自動閱片功能儀器，讓檢驗設備邁向AI 智能階段。

教學研發

本院於 2005 年 6 月成立教研部，下設教學組與研究組，二功能組於 2007 年 10 月各自獨立為教學部及研究部，分別推動醫學教育與研究發展。

（1）醫學教育

本院在「人本醫療、尊重生命」的創院宗旨下，成立「醫學教育委員會」、「全人醫療推動委員會」，分別就醫學教育、全人教育等兩大面向，積極推動各項教育課程，希望透過言教、身教、境教等多元化方式，在培養醫療專業技能與知識的同時，啟發同仁良知良能，落實病人生理、心理、靈性、社會各方面之整體照護。

教學部肩負醫學教育推動任務，貫徹落實醫學教育委員會各項醫學教育政策。除配合國家政策辦理「畢業後一般醫學訓練計畫」、「臨床醫事人員培訓計畫」，也設立臨床技能訓練中心、實證醫學中心、教師培育中心及高擬真小組等教學功能小組，負責規劃及推動各項教學活動、訓練計畫、醫學教育資源整合，並提供教學相關設備。凡大體模擬手術、顯微模擬手術、高擬真教具教學、跨領域教學討論、論文指導發表等，皆有耀眼成績。

全院超過五成的主治醫師具部定教職資格，包括教

授、副教授、助理教授等，各專科與單位積極爭取與培育醫事人員。以 2016 年至 2019 年為例，平均每年訓練 73位住院醫師、37 位 PGY 及 255 位其他各醫事職類學員。此外，本院積極推動建教合作，提供各類實習醫事學生、院外專業人員實習、訓練及繼續教育的機會，並鼓勵臨床教師投入教學活動，藉由培訓臨床師資，期勉同仁克盡職責，充實學術，同心協力為病人服務。

本院配合國家政策，協助訓練國際醫事人員，與衛福部臺灣國際醫療衛生人員訓練中心簽訂醫療合作合約，也與外交部財團法人國際合作發展基金會（簡稱國合會）合作「友好國家醫事人員訓練計畫」，如協助史瓦濟蘭衛生部資訊官員資訊網絡架構訓練；協助緬甸心臟科與腫瘤科醫師訓練；薩爾瓦多醫師接受腎臟科專科訓練；支援友邦巴拉圭「醫療資訊管理效能提升計畫」，派遣人員前往巴拉圭實地考察，提供專業經驗及執行方案建議。

本院亦積極推動創新教學，包括：（1）數位化可信賴專業活動，藉由臨床評量手機 App 開發，讓師生及教學單位可即時了解學習狀態及檢討改善計畫；（2）個別化學習計畫，教學互動模式化被動為主動，發現學生遭遇的困難，主動協助；（3）導入虛擬實境教學，教案開發及舉辦

虛擬實境教學工作坊；（4）人工智慧，依時間順序導入門診病歷，入院病歷，出院病歷，讓學生學習診斷及病歷寫作。建立大型醫療資料庫有利於醫療研究的進行。期盼持續性的發展特色，進行開創性的教學與研發，培育醫界未來所需人才。

（2）創新研發

與醫學教育共進，提升醫療照護品質，研究部著重醫學創新研究，以提升本院轉譯醫學研究能量為主要任務。成立「研究管理及發展委員會」、「實驗動物照護及使用委員會」、「生物安全會」、「人體試驗審查委員會」及「人體生物資料庫倫理委員會」，以促進及督導本院研究發展。更於 2019 年成立「臨床研究受試者保護諮議委員會」，落實各研究與各委員會間橫向溝通及合作，強化對人體研究的管理及監督。

為提升研究品質及創新研發，研究部設共同實驗室、動物室及人體生物資料庫，除完整基礎研究設備外，共同實驗室多項貴重儀器設備提供基因體、蛋白質體、細胞生物及動物生理研究。貴重儀器設備包括 DNA 突變分析儀、即時定量聚合酶連鎖反應系統、正立及倒立共軛焦及螢光顯微鏡、雷射顯微擷取系統、流式細胞分析儀、液

相質譜分析儀、臨床蛋白質譜儀分析系統等。部分貴重儀器亦提供院外研究人員使用，並依整合型計畫、個別型計畫、年度發展計畫等，實列研究補助經費，鼓勵院內醫師及醫事人員積極進行基礎與臨床研究。

本院鼓勵跨職類共同研究，結合基礎研究人員、醫師及醫事人員，成立 17 個研究團隊，有效發展本院基礎與轉譯醫學研究。2020 年更與國立中央大學簽署「學術合作協議書」，未來除強化轉譯醫學研究外，雙方也將積極投入生醫理工研發，在穿戴式醫療器材、醫療雲端網路與癌症研究等領域上合作，發展 AI 智慧醫療。

本院醫護同仁的卓越研究成果，屢獲國際知名科學期刊刊登與肯定，並為多個國內外診斷及治療指引所引用。2019 年全院共發表 152 篇論文，其中 103 篇為 SCI（Science Citation Index）期刊論文。此外，2016-2019 五年內發表的 SCI 期刊中，引用指數（Impact Factor）大於 5 分的期刊共有 62 篇。重要創新研發成果如下：

（1）泌尿科楊緒棣副院長研究 1,200 名臺灣兒童尿流速常態，成功訂出孩童餘尿量新標準，命名為「慈濟常模」，該常模於 2014 年獲世界兒童尿失禁協會接受認可，作為世界兒童膀胱功能新準則。

（2）腎臟內科郭克林醫師發現高劑量鐵劑增加心血管事件風險，已納入「臺灣慢性腎臟病臨床診療指引」。

（3）胸腔內科藍冑進醫師進行心肺運動復原研究，訂定個人化復健運動處方參數，研究結果為英國胸腔學會治療指引所引用。

（4）心臟血管科黃玄禮醫師發表多篇論文，研究周邊動脈介入治療，搶救 90% 以傳統療法評估需截肢之下肢，建立周邊血管介入治療新典範，榮獲中央健康保險局「提升品質 永續健康」表揚肯定。

（5）放射診斷科蕭仲凱醫師發現新磁振造影報導基因，可偵測、診斷、追蹤癌幹細胞，讓癌症在源頭被發現並清除，至今超過 7 篇分子影像學論文發表，並已申請專利。

（6）風濕免疫科劉津秀醫師與中央研究院基因體研究中心合作，成功找到僵直性脊椎炎的致病機轉與治療契機，成果於 2019 年 11 月刊登於《臨床研究期刊》（J. of Clinical Investigation），並獲權威雜誌《自然評論風濕病學期刊》（Nature Reviews Rheumatology）撰文評論。

（7）骨科王禎麒醫師結合幹細胞，軟骨細胞，並以新微滴技術製作多種蜂巢狀聚合物支架來促進軟骨再生，截

至 2020 年已發表 6 篇 SCI 原著論文，並申請專利。

（8）腎臟內科洪思群醫師和林定筠醫師從腎臟營養學研究出發，結合腸道微菌和尿毒素的基礎和臨床研究，致力於發展慢性腎臟病精準營養治療。近四年內有 9 篇 SCI 原著論文刊登，其中 4 篇論文其引用指數 >5.0。

（9）2019 年底由醫療法人與華碩 AI 團隊合作導入人工智慧，增加醫療研究時各項資料的可信度與收集分析資料的便利性。正在本院進行的有「ICD-10 編碼 AI 推薦引擎」，運用 AI 預測住院病人「出院後 14 天非計畫再入院率」及「慈濟研究型資料庫」的建構及運用，於 2020 年度已實際運用於本院臨床教學與研究。

（10）與宏達國際電子團隊合作，2020 年由教學部暨家庭醫學科劉子弘醫師導入「病人自主權利法」與「COVID-19 照護技術」的虛體實境教學系統，藉由虛擬實境營造的沉浸感，提高醫學生學習動機與效果，獲得國內醫學教育界的肯定；另開發「臨床能力評估」手機軟體（App），讓臺北慈院成為全臺第一間採用 App 進行臨床評量的教學醫院。

醫療特色

　　本院醫療團隊以視病如親的態度，落實人本醫療精神，並透過高階優質的醫療儀器，充分展現本院多項極具特色的醫療成果，同時也完成多項重大手術。此外，本院落實慈濟無緣大慈、同體大悲的慈薩道精神，參與許多重大災難的慈善醫療，同時參與許多社區醫療服務。

一、特色醫療

（1）周邊動脈血管介入治療

　　本院自 2012 年成立周邊血管中心，以周邊動脈血管介入治療技術，幫助嚴重阻塞、肢端缺血及足部潰瘍的病人疏通血管，使病人免於截肢。啟業至今 15 年，收案逾千名病人，已治療超過 1,600 隻腳，成功率達 96%，免於高位截肢的比率達 91%，超過 70 家醫院轉診病人至本院治療，相當於全球第一流的醫學中心成果。

　　本院為國內下肢周邊血管治療個案最多的醫院，長期追蹤經驗已發表多篇 SCI 論文，2012 年榮獲健保局「提升品質永續健康獎」，2015 年榮獲 SNQ 國家品質標章，2019 年 9 月，黃玄禮主任帶領團隊於《臺灣醫學會雜誌》發表〈當代心血管預後之世代研究：下肢周邊循環疾病介入治療〉，結果顛覆過往醫學界認為「多數患者治

療後多死於心血管疾病」的認知，獲得廣大迴響。

（2）腸胃科全方位內視鏡手術治療

隨著器械及操作技術進步，治療性內視鏡已成為多數消化道疾病的常規療法，臺北慈濟醫院胃腸肝膽科將內視鏡治療廣泛應用於食道、胃等消化道病灶與早期癌症，如：上消化道出血止血術、食道或胃靜脈瘤出血止血術、內視鏡總膽管結石取石術、消化道惡性瘻管金屬支架放置術、消化道早期癌症黏膜下剝離術、內視鏡十二指腸乳突腫瘤切除術、消化道早期癌症射頻燒灼術、內視鏡超音波導引下腫瘤消融術、內視鏡超音波導引下神經節阻斷術等。

以「內視鏡熱射頻燒灼術」治療早期食道癌為例，此技術治癒率約達九成，適用於治療早期食道癌及巴雷特氏食道。施行本項手術數周後，病變部位將會再生出新的正常細胞。此種做法可大範圍地根除早期食道黏膜內腫瘤，讓病人免於食道腫瘤切除手術。

（3）運動心肺功能檢查與胸腔復原運動

慢性阻塞性肺部疾病的病人往往一動就喘，嚴重影響個人生活品質。臺北慈院是臺灣少數透過「整合型運動心肺功能檢查」，為病人量身規劃「運動處方箋」的醫

院，依個人心肺功能與體適能狀況，由專家安排適合的運動計畫，使病人能動而不喘，大幅提高病人生活品質。自 2008 年 9 月提供服務以來，訓練心肺功能不佳之病人平均每月超過 500 人次。至 2020 年，團隊已發表 10 篇國際期刊論文，其中一篇發表在 2011 年的 Respirology 國際期刊，2013 年被英國胸腔醫學會訂定「復原運動指引」時引用。由於卓越的治療成果，本院 COPD 團隊於 2015 年榮獲 SNQ 國家品質標章；2020 年榮獲財團法人醫院評鑑暨醫療品質策進會照護品質認證殊榮。

（4）心臟不停跳「全動脈」繞道手術

有別於傳統的冠狀動脈繞道手術，本院心臟外科團隊利用達文西手術系統，在不鋸胸骨、心臟不停跳的情況下，取下患者前臂橈動脈與內乳動脈，用微創切口置入胸口，縫合成新血管。由於傷口小，病人疼痛感降低、感染機率減少，恢復效果大幅提升。

（5）慢性腎臟病、腹膜透析與血液透析

腎臟內科依據病人需求成立涵蓋腎臟內科醫師、腎臟病衛教師、血液及腹膜透析護理師、檢查室技術師的「腎臟病照護核心團隊」，並結合一般外科、泌尿科、心臟內外科、營養科、藥學部、社會服務室等單位提供跨團隊

治療，從早期的預防篩檢開始，治療、照護、到醫病共享決策、替代療法選擇、預立醫療計畫、腎臟緩和醫療皆為腎友作完善的規劃與溝通。相關照護品質成果不僅榮獲 2009 年 SNQ 國家品質標章，也榮獲 2020 年財團法人醫院評鑑暨醫療品質策進會「腎臟病照護服務」品質認證殊榮。

對於慢性腎臟病人，團隊除積極控制危險因子外，更引進「身體組成監測儀」，定期為病人進行體液容積測量及水份管理；對透析病人採「腹膜透析首選」治療服務模式，提升患者的生活品質。另血液透析中心與心血管中心密切合作，提供心臟疾病、周邊血管疾病及動靜脈瘻管的全方位整合照護。除以超音波及動靜脈瘻管流速監測儀定期檢測病人的心血管變化外，高危險病人積極實施介入性治療，使得血液透析病人的五年存活率達 70%，較全國高出 10%。2016 年於腎臟學門頂尖期刊 *Kidney Int* 和 *JASN* 發表〈尿毒素與動靜脈瘻管阻塞之相關性研究及尿毒素造成慢性腎臟病周邊血管疾病的機轉〉，導入各種尿毒素下降的飲食和藥物於臨床治療。

（6）多針電極射頻燒灼手術

衛福部國民健康署統計，2017 年臺灣 10 大癌症的發

生率，肝癌居第 4 位，每年奪走近萬名寶貴的生命。本院
對多發性肝腫瘤病人，先使用經肝動脈栓塞治療，減縮
惡性腫瘤的數量及大小後，再使用「多針電極射頻燒灼
術」，將殘餘的惡性腫瘤清除，有效治療肝腫瘤。

（7）睡眠中心

2005 年 11 月胸腔內科成立睡眠檢查室，至 2020 年 1
月已執行超過 15,200 人次睡眠檢查，服務總人數達 7,200
人。2017 年 2 月，鑑於睡眠檢查室之獨特性，組織重整
成為功能性獨立單位，賦予「睡眠中心」更大的期許和任
務。結合耳鼻喉科「睡眠內視鏡檢查」技術，精準評估患
者睡眠時上呼吸道阻塞的部位和程度，藉以擬定手術術
式，提高手術成功率；口腔顎面外科除製作「個人化止鼾
器」之外，同時發展「顎骨前置手術」根治睡眠呼吸中止
症；新陳代謝科協助體重過重之患者控制體重；一般外科
輔以減肥手術。有些患者因肌肉骨骼關節疾病而無法規律
運動，復健科以儀器輔具協助患者先治療肌肉骨骼關節疾
病，後續進行跨團隊的睡眠呼吸評估與治療。

（8）肝病研究中心

本院 2016 年成立肝病研究中心，以肝炎、肝硬化、
肝癌的致病機轉、預防和治療為研究重點。利用最新的分

子醫學與基因醫學的科技方法，提供國人快速精準的檢驗，早期診斷疾病並給予適當的治療，同時建立與民眾互動交流的肝病資訊平臺。2016 年引進「聲輻射力脈波高頻超音波肝纖維測量儀」，患者不再因侵入性的切片檢查，面對可能的風險及併發症，更能準確測出肝臟纖維化的程度，即時治療。

（9）翼內翼管神經切除術治療過敏性鼻炎

臺灣的過敏性鼻炎發生率非常高，20% 成人為過敏人口，孩童更高達 24%。過去治療鼻過敏多服用抗過敏藥物或使用鼻噴劑，但可能會出現嗜睡或抗藥性等副作用，且無法斷除。若已嚴重影響生活品質，進行手術為進階的治療方式。

臺北慈院耳鼻喉科首創使用「鼻內視鏡微創手術」醫治鼻過敏，從重要的神經血管叢中，精確「切除一段」引發鼻過敏的病因—翼管神經。對比傳統使用電刀、雷射及紅外線等切斷神經之燒灼術，本項手術能更有效根除病灶。截至 2020 年 1 月，已近 3,000 多位飽受鼻過敏困擾的患者受益，預後良好，其中九成以上患者更表示，流鼻水、眼睛癢、打噴嚏及鼻子癢等症狀大幅改善，是目前治療鼻過敏痼疾的新選擇。

（10）複雜性脊椎側彎矯正手術

針對高難度、大於 100 度大角度的複雜性脊椎側彎，骨科團隊研發「階段性後路矯正手術」，避免傳統複雜性脊椎側彎治療須進行開胸及頭環牽引之缺點，採漸進式矯正，對病人脊髓神經影響較小，提高脊椎矯正效果及手術安全性。2005 年迄今已完成超過 100 例脊椎側彎矯正手術，矯正對象含括各類型脊椎側彎，包含嚴重的複雜性脊椎側彎，平均矯正率近 70%。

（11）漏斗胸改良創新療法

漏斗胸是最常見的先天性胸廓畸形，平均每 300 至 400 位新生兒會出現一位漏斗胸患者。本院胸腔外科將納式微創手術結合胸腔鏡改良創新療法及標準化團隊照護模式，提供漏斗胸患者更佳的治療方式。納式微創手術傷口小，大幅降低出血量，降低手術的侵犯性，住院天數只需 5~7 天，亦能改善平凹型患者的狀況，使用範圍比傳統手術大。矯正後可改善外觀和心肺壓迫的症狀，亦能維持胸部的完整性。截至 2020 年 1 月，已累積超過 1,100 位手術照護案例，為臺灣之首，2017 年榮獲 SNQ 國家品質標章肯定。

（12）精準篩檢 微創切除早期肺癌病灶

本院肺癌團隊由胸腔內外科、影像醫學部、放射腫瘤科、血液腫瘤科、營養科、胸腔復原中心與護理部等跨團隊組成。透過「256 切高階低劑量電腦斷層掃描儀器」，可精準發現微小至 0.3 公分的肺部病灶，有效為病人早期診斷。治療上，除由胸腔外科執行微創胸腔內視鏡手術外，術後則有胸腔復原中心為病人量身打造運動與呼吸訓練計畫。衛福部國健署資料顯示，本院非小細胞癌手術患者各期治療指標表現皆優於醫學中心，以第 1 期患者預後為例，全國醫療院所 5 年存活率平均 78.71%，醫學中心平均 80.73%，本院則達 94.77%，超越醫學中心水準。

（13）組織凝集器痔瘡切除手術

此創新手術不需等病人痔瘡消腫即可立即開刀，大幅減少術後疼痛、降低手術出血，預後極佳。手術成果 2013 年發表於國際期刊 Surgery，論文審查人認為「臺北慈濟醫院所發表的術式，是目前對第三或第四度痔瘡最好的治療方式」。目前本院 99.7% 的痔瘡手術採用組織凝集儀治療，97% 採用當日手術，2015 年榮獲 SNQ 國家品質標章肯定。

（14）膝關節鏡軟骨再生促進手術

根據衛福部的資料顯示，全臺約有 350 萬人承受退化性膝關節之苦，為緩解病人膝蓋疼痛及人工關節置換的恐懼，臺北慈濟醫院於 2014 年 4 月成立「膝關節健康促進中心」，一年就診病人達 5,300 人次。

透過關節鏡可放大檢視膝關節內部構造，清楚發現病灶所在，對隱藏在關節後部的病灶亦可顯現無遺；施以「關節鏡軟骨再生促進手術」，利用關節鏡及電動削刀，清除內側皺襞及發炎組織、移除剝落的軟骨碎片、修整破裂的半月軟骨，遂放鬆關節囊，解除關節間的壓力，進而減輕病人症狀，達到延長膝關節使用期限之效果。截至 2020 年 1 月，已經為超過 1,100 位病人解除退化性關節炎帶來的疼痛，且有八成以上的病人經 1 年多的追蹤期後均表示滿意。

（15）微創阿基里斯腱縫合與異體肌腱重建手術

阿基里斯腱位於下肢後踝區域，連接小腿肚的肌肉，附著在跟骨後側上緣，當其收縮時腳部便可提起，走路或跑跳時都會使用到，若斷裂則會導致患者後腳跟無法提起，造成走路不穩。

本院骨科透過超音波檢查評估阿基里斯腱受傷患者

其肌腱斷裂情形，綜合病人嚴重程度與日常活動度來決定治療方針。輕微者可透過關節鏡微創手術縫合韌帶，術後僅有 1 個約 0.8 到 1 公分的傷口，相較傳統韌帶修補手術傷口約 6 到 8 公分，復原快且不易感染。嚴重者則可採取「異體肌腱移植」方式，利用捐贈者的韌帶，重建患者的阿基里斯腱，一般的自體肌腱移植會造成截取部位受損與不適，異體肌腱移植則無此缺點，且術後復原良好，患者經適當調養及復健便能恢復往昔活動力。

（16）生殖醫學中心

本院 2015 年設立生殖醫學中心，首位試管寶寶在 2016 年 7 月誕生。透過生殖醫學技術，結合專業醫療團隊及精密高階的儀器，提供人工授精、試管嬰兒、顯微注射、精卵冷凍保存、胚胎植入與人工生殖諮詢衛教等各項不孕症醫療服務。生殖醫學中心團隊助孕成果斐然，更進一步結合本院婦產部與兒科部團隊，提供產前、產中、產後全程且完整的醫療照護，為許多求子心切的不孕夫妻一圓求子夢。

（17）治療兒童下泌尿道功能障礙

兒童下泌尿道功能障礙會引起尿床、尿失禁、膀胱過動症、解尿困難、膀胱出口阻塞、泌尿道感染以及腎水

腫等泌尿系統疾病。本院泌尿科團隊研究發現，兒童膀胱功能障礙是尿液逆流及反覆感染的重要原因。團隊建立兒童尿流速檢查標準，首創「兒童餘尿及適宜膀胱容量的標準」。透過正確排尿姿勢、適量飲水、早期如廁訓練等習慣改變，治療嬰幼兒泌尿道感染、尿液逆流，可減少95% 的手術，感染復發率僅 9%。2014 年世界兒童尿失禁協會將本院「兒童餘尿及適宜膀胱容量的標準」訂為新世界標準值，登載於 *Cambell's Urology* 11 版（2015）。除國內各級院所醫師來院學習觀摩外，菲律賓、印尼等小兒泌尿科醫師亦來院長期學習。2014 及 2015 年榮獲 SNQ 國家品質標章肯定。

（18）脊柱裂全方照護

「脊柱裂」又稱為神經管缺損，全臺約有 5,000 名脊柱裂患者，因先天性脊柱骨成形不全，併發各種神經障礙，無法自主大小便，甚至影響行走，患者常奔波不同科別四處求醫，卻不易被診斷出來。

在病人與家屬的期待下，新北市政府與臺北慈濟醫院合作，於 2017 年 11 月 17 日成立「脊椎畸形整合門診」，採取約診方式，提供跨團隊的聯合服務，由泌尿科、骨科、神經外科、復健科、社工師、心理師以及個案

管理師等組成完整醫療團隊，共同照護脊柱裂、脊髓牽扯症、脊髓脊膜神經異常等病友，依個案需求量身打造治療計畫，提高醫療照護水準，增進患者就醫便利性及縮短等待時間，並定期舉辦病友會和保健講座，以全方位的治療及照護改善病人生活品質，減輕家屬照顧的壓力。

（19）尿道下裂診斷與治療

尿道下裂是指尿道因發育不全，開口不在龜頭頂端，而在陰莖腹側的任何其他位置，發生率約為千分之8。因顯微手術的進步及考量孩童心理健全，適宜的手術年齡約在 6-18 個月大。一般施行尿道下裂手術後，易發生傷口感染、泌尿道感染、尿道狹窄、尿道瘻管等併發症，過往手術失敗率約為 50%。由於手術是以病童自身包皮組織重建並代替先天缺失的尿道，若傷口癒合不良，容易產生尿道與皮膚瘻管而形成漏尿，屆時須間隔半年再做修補手術。

臺北慈院泌尿科運用顯微手術，透過陰莖伸直、尿道及龜頭重建，建立功能與外觀皆正常的陰莖，以徹底矯正尿道下裂。本院尿道下裂手術的成功率高達九成，協助許多原本尿道構造異常的小病童恢復正常排尿生理功能，不再受尿道下裂之苦。

（20）跨團隊兒童發展評估及早期療育

本院為新北市「兒童發展聯合評估中心」醫院，整合兒科、復健科、身心醫學科、牙科、眼科、耳鼻喉科、泌尿科、骨科等，提供單一窗口、跨團隊之兒童發展評估及治療，並提供發展遲緩兒童的整合性、具體性療育建議，同時協助轉銜教育系統。團隊並延伸院外服務，協助石碇、平溪、淡水、瑞芳等偏遠地區之發展遲緩疑慮之兒童提供在地評估服務。截至 2020 年 1 月，累計評估近 7,000 名兒童。除兒童復健中心吳欣治主任於 2013 年榮獲「早療棕櫚獎」外，團隊亦在 2015 年榮獲 SNQ 國家品質標章肯定。

（21）兒童生長發育聯合門診

為配合教育部發育不良孩童的轉介計畫並改善國內學童的成長，同時導正家長對於成長的迷思，本院自 2014 年 10 月設立「兒童生長發育聯合門診」，提供跨團隊服務，結合小兒內分泌科、中醫科及營養師，於同一時段、同一診區，為成長發育有狀況的孩子進行完整評估、檢查，每年幫助 1,500 人次，為兒童量身打造專屬的成長良方，把握發育黃金期。

（22）小胖威利罕病照護

因第 15 對染色體基因變異，罹患小胖威利症的病人在嬰兒期會有肌肉張力低下、餵食困難、生長緩慢等症狀，且除了有輕度到中度學習障礙及睡眠障礙外，過度進食導致體重快速增加，合併呼吸中止及早期糖尿病等併發症，常使周圍親友倍感困擾與無奈。

本院兒科部、復健科、新陳代謝科、胸腔科、泌尿科、身心醫學科、營養科組成共同照護團隊，結合研究與臨床，提供病人最佳的照護品質，歷年來已有逾 80 名病人在本院就診，同時，亦有中國個案慕名跨海來臺就醫。自 2006 年起，多次舉辦「小胖威利喘息營」，以兩天一夜的營隊舒緩照護者的壓力。

（23）罕見遺傳疾病診斷

本院「罕見暨遺傳疾病診斷中心」結合各種不同的檢驗平臺，成為完整的診斷中心，照顧先天性異常、染色體異常、罕見或遺傳疾病種類達 78 種。針對性徵外觀異常疾病，進行臨床分析、內分泌檢查、影像檢查及基因分析，亦接受全國各醫學中心轉介病人到院檢查。多項性徵異常的診斷均為國內首例診斷。相關性徵不明診斷成果之研究發表，期刊篇數位該領域全國第一。

此外，本中心結合本院共同實驗室，開發罕見暨遺傳疾病基因分析，協助臨床診斷，種類達 25 種，其中 11 種為國內唯一開發的基因檢測，並接受國內各醫學中心轉檢。2013 年榮獲新北市政府第二屆醫療公益獎之「醫療貢獻獎」。

（24）角膜分層移植手術

因角膜病變造成失明的病人，大多採取「全層眼角膜移植手術」治療，但因手術執行時，必須先移除病人本身正常的角膜組織，做 360 度的縫合，導致出現猛爆性大出血、內皮細胞排斥與術後高度散光等問題的機率增加。

本院眼科部以「分層角膜移植手術」將原來五層的眼角膜，依照患者病情分割、個別使用，並進行移植手術，相較傳統手術需切除整層的角膜，分層角膜移植手術可依照病人的角膜疤痕的深度做調整更換，雖然難度極高，但不僅可降低術後排斥、縮短癒合時間、改善視力，更可以讓捐贈者的角膜幫助更多病人。

（25）跨團隊癌症治療

本院癌症中心整合院內各專科資源，建立高科技整合治療模式，如引進放射治療銳速刀技術、設立聯合門診區及癌症資源中心，提供癌症預防、診斷、治療到臨終的

優質全程照護。組織成員包括胰臟癌、頭頸癌、肝癌、肺癌、乳癌、泌尿道癌、婦癌、大腸直腸癌、食道癌、胃癌、血液腫瘤癌與甲狀腺癌等 12 個團隊，同時設有安寧共同照護團隊、社工師、志工、癌症資源中心「希望小站」、癌症資料庫管理小組、醫療品管工作小組、癌症個案管理小組等團隊，共同照護癌症病人。

本院積極推動四癌篩檢服務，以 2019 年為例，本院共協助 12,000 人完成大腸癌篩檢、2,000 人完成口腔癌篩檢、7,500 人完成乳房 X 光攝影、15,000 人完成子宮頸抹片檢查，有效篩檢並即時轉介與治療癌症患者，屢獲衛政單位肯定。2016 年獲新北市衛生局頒發大腸篩檢功績斐然獎、乳癌篩檢熱心勘崇獎、最佳合作夥伴獎、防癌尖兵獎。

二、重大手術個案

臺北慈院在醫療團隊的合和互協與高品質儀器的配合下，已經執行許多重大的手術。以下僅列舉六類案例。

（1）器官移植手術

從越南嫁來臺灣的一位女士，2007 年身體不適，發現罹患甲型免疫球蛋白腎病變，需終生洗腎。先生因腦部受傷，造成下肢癱瘓，該女士成為家中主要經濟支柱，但

洗腎 7 年，身體健康每況愈下，先生希望能捐贈腎臟給妻子。2014 年 9 月組織配對成功，在一般外科與腎臟內科團隊執行手術與照護下，圓滿本院第一例活體腎臟移植手術。

一位女士因擴張性心肌病變導致心臟衰竭。2008 年 12 月起，在本院心臟內科門診進行追蹤。2014 年兩度因心臟衰竭入院。醫師建議評估心臟移植治療的可能性，但她擔心後續照護的疼痛與不適而未予考慮。至 2015 年 10 月，她在家中因胸痛不適，至醫院急診，心臟內科團隊診斷確認心衰竭惡化，藥物已無法有效改善，會診心臟外科團隊，經過評估並得到家人同意，為她裝置左心室輔助器，191 天後，於 2016 年 4 月 30 日，在諶大中主任與蔡貴棟醫師的妙手下，完成換心手術。

截至 2020 年，臺北慈濟醫院器官移植團隊已成功完成 17 例心臟移植，5 例肝臟移植，47 例腎臟移植，43 例眼角膜移植，讓 111 位捐贈者的大愛，得以延續。

（2）達文西微創冠狀動脈繞道手術

有家族心血管疾病史的 61 歲慈濟志工，平時相當注重健康，從未有胸悶、喘不過氣的症狀。他陪伴嚴重脊椎側彎的菲律賓籍病患到臺北慈院接受治療，原本預計只停

留兩天即要先返回菲律賓，因緣下接受全身健康檢查，卻意外發現自己罹患嚴重「冠心症」，屬瀰漫性、複雜性的病灶，三條冠狀動脈都已堵塞，每條血管的分支也各有病變，未來十年內將有兩成心血管疾病的風險。健檢報告出爐，他相當驚訝，但仍相信醫療團隊，接受冠狀動脈繞道手術。

本院心血管中心張燕醫師與團隊，在心臟不停跳的狀態下執行全動脈繞道手術，先取出左前手臂 20 公分長的橈動脈、胸骨兩側的內乳動脈，再小心翼翼的將兩條動脈接合成新的冠狀動脈。左手因保留功能良好的尺動脈，能繼續供應手部血流，不會缺血壞死。長達 10 個小時手術後，師兄隔天轉入普通病房，第五天開始逐漸正常行走，復原順利，出院後延續初發心，回到菲律賓照顧更多需要的人。

（3）罕見極大角度脊椎側彎脊椎截骨矯正

菲律賓籍的 21 歲女孩自幼因 140 度的複雜性脊椎側彎，導致身形瘦弱矮小，不僅無法舉重物、爬高，也容易疲勞、呼吸淺快，只能販賣手工點心勉強謀生，透過慈濟菲律賓志工的協助與轉介，來到臺北慈院治療。

除了術前給予電腦斷層、核磁共振、肺功能檢測及

心臟超音波等詳細檢查，以妥善評估患者的身體狀況，確保她能夠承受手術風險，並由骨科、胸腔內科、麻醉科、營養師、社工師等組成跨科醫療團隊商討治療計畫。

由於脊椎側彎超過 100 度，手術分為兩階段進行。第一階段做上釘牽引縮小角度，歷經 19 個小時的手術，脊椎角度從 140 度減為 85 度；第二階段則進行脊椎拉直，術後病患的脊椎矯正至 60 度，身高也由術前的 139 公分增至 154 公分，成為她最棒的 22 歲生日禮物。

（4）巨大顱咽瘤切除

一位 14 歲馬來西亞籍的少女，於小學一年級時罹患顱咽瘤，視力漸差、無法控制小便，就醫檢查發現腫瘤長在腦部蝶鞍區，壓迫視神經交叉、腦下垂體、內頸動脈，合併水腦症。在馬來西亞接受開顱手術、27 次的放射線照射治療及數次相關囊腫引流手術。2015 年，因手術效果不彰，整日昏沉，步態不穩更加嚴重，左側聽力幾乎完全喪失，左臉麻痺、眼皮無法閉起、導致角膜發炎、視力也嚴重受損，被母親帶來臺灣，尋求一線生機。

醫護團隊詳盡檢查，發現後顱窩左側小腦的巨大顱咽瘤已嚴重壓迫腦幹，且有腦室腹腔分流管過度引流的情形。照會小兒科蔡立平醫師診察生長遲緩情況，確診為腦

下垂體功能低下、生長激素不足。

　　神經外科戴伯安醫師進行開顱手術，由於腫瘤擴展至後顱窩，並緊緊沾黏腦幹，增加了手術困難度，花費多時終於順利取出 4 公分大的腫瘤，並將過度引流的腦室腹腔分流管結紮，重新裝置一條具有可調壓式儲水閥的腦室腹腔分流管，精準調控腦液引流至腹腔的量，避免過度引流現象。手術成功，病人日益康復，不僅恢復了精神，走路步態也已穩定，一家人歡喜返回馬來西亞，展開新人生。

（5）3D 電腦斷層重建 拼骨救碎臉

　　46 歲的男士以房屋裝潢為業，工作時不慎自三樓摔下，造成顏面粉碎性骨折、嚴重撕裂傷和左手橈骨骨折，被緊急送至本院急診室。創傷小組第一時間為其插管，入住加護病房觀察。

　　經口腔顎面外科確診，其頭骨的額竇、眼眶、上顎骨、顴骨、下顎均有骨折，須盡快復原骨頭，否則將面臨臉部無法支撐、無能咀嚼、外觀塌陷等問題。醫療團隊謹慎評估後，決定以 3D 電腦斷層重建創傷的頭骨外觀。為減少傷口，手術採高難度頭蓋骨掀頭皮方式，歷經 8 小時，使用 23 塊各式骨板及 118 支骨釘，終將骨折位置固

定，另拔除斷掉的牙齒和原來有牙周病的牙齒，安排假牙治療。術後，病患無論咬合、外觀皆恢復以往，為感恩醫療團隊的搶救，他也一改從前惡習，積極投入社區參與志工服務、回饋社會。

（6）巨大牙釉母質細胞瘤切除

來自菲律賓宿霧附近小島的一位女士，原本只是單顆牙齒搖晃，卻因誤診造成多顆牙齒鬆落惡化。其實病人病因是牙釉母質細胞瘤，巨大腫瘤多年來占據整個下巴與口底處，不僅影響外觀，更阻礙飲食及說話能力。透過慈濟菲律賓分會志工的轉介，患者來到本院牙科就診，經病理切片檢查確診為良性腫瘤後，由牙科部口腔顎面外科團隊著手醫治。

經口外團隊 16 個多小時的接力手術，成功切除腫瘤及重建下顎骨，病人面貌恢復如常、重拾歡顏；約過一年，下顎傷口完全癒合，醫療團隊安排她進行第三階段植牙手術，重建咬合功能。術後恢復良好，可順利咀嚼食物，說話也清楚許多，回歸正常生活品質。

三、慈善醫療

秉持無緣大慈、同體大悲的慈濟精神，本院和整個慈濟醫療體系在臺灣全力投入各地災難的醫療援助，同時

也進行弱勢群體與社區的醫療照護，相關資料將呈現於下文「社區醫療」及本章最後一節「社會影響」。

　　除積極投入臺灣民眾的生命與健康的照顧外，本院亦用心投入國際醫療服務，為衛福部醫療服務國際化推動計畫之資格醫院，共同推展海外醫療，除接引海外困難醫療個案來院診治外，也積極參與國際賑災。在慈濟基金會動員下，本院在 2008 年緬甸納吉斯風災、2011 年日本 311 地震、2011 年泰國水患、2013 年菲律賓海燕風災、2015 年尼泊爾震災、2016 年援助約旦敘利亞難民、2017 年墨西哥震災與 2019 年東非三國伊代風災等慈善援助中，除負責醫藥衛材籌備，均派遣醫護團隊前往災區前線，提供醫療服務與發放關懷。

　　2005 年至 2019 年，在慈濟基金會推動下，本院醫護同仁前往中國大陸四川、江蘇、貴州、河北、廣東、福建、海南等地進行冬令發放與義診；2011 年也參與慈濟泰國洗腎液援助計畫；2013 年參與印尼巴淡島大型義診。本院與緬甸妙禧醫院簽署醫療教學合作計畫，2015 年派遣眼科與牙科團隊，前往緬甸妙禧醫院為當地 272 位病人進行白內障手術與牙科治療，2016 年眼科團隊再次前往緬甸南德公雅德納醫院進行白內障手術，成功為 185

位飽受眼疾之苦的病人重啟光明。

臺北慈院多年來持續耕耘醫療衛生援外工作，2012年獲臺灣國際醫療衛生人員訓練中心頒發「卓越服務貢獻獎」，2014年獲衛福部頒發「協助辦理國際醫療衛生合作及人道援助相關計畫」感謝獎項。2017年榮獲臺灣國際醫療衛生促進協會辦理之第二屆「國際醫療典範獎」，在國際賑災與海外義診的努力，備受肯定。

（1）2013年海燕風災

超級颱風「海燕」於2013年11月8日強襲菲律賓中部東岸，帶給當地毀滅性破壞，罹難家庭至少200萬戶、約950萬人面臨斷水、斷電及糧食短缺危機，是菲國史上最大的災難。慈濟基金會第一時間前往重災區，發起連續19天「以工代賑」行動，結合救助金的發放，成功帶動災民清理家園，恢復市容。本院趙有誠院長、院部主管及醫護行政同仁等11位，在醫療志業執行長林俊龍醫師帶領下，遠赴獨魯萬災區參與義診及物資發放。

2018年，災後屆滿五周年，慈濟菲律賓分會在獨魯萬規劃了影像紀實展，並邀約臺灣、馬來西亞、新加坡人醫會舉辦大型義診。本院由鄭敬楓副院長、胸腔內科暨內科加護病房蘇文麟主任及牙科部黃文國醫師代表，於10

月 26 日動身前往，悉心為位於菲律賓中部的獨魯萬城市居民診治，三天共嘉惠 6,000 人。

（2）2015 年尼泊爾強震

2015 年 4 月 25 日強震重創尼泊爾，臺北慈院趙有誠院長帶領醫療團隊於強震後三天隨慈濟賑災醫療團馳援災區，攜帶一噸重、千人可使用的醫藥，在巴塔普區（Bhaktapur）艱困的環境下，利用兩張小桌子拼成一張診療臺，深入災區進入緊急醫療站為病人看診。在沒有空調、隨時停電的手術室開刀，拿著 LED 燈帽子充當手電筒，為傷者動手術，甚至緊急接生雙胞胎，總計義診人數達 1,500 多人。除了緊療醫療，慈濟也提供以工代賑、熱食供應、帳棚搭設、物資發放等，並規劃全面援助行動，自 4 月 28 日至 5 月 10 日，半個月逾 8 萬人次受惠。本院醫護團隊共前往尼泊爾 9 梯次與支援 6 個醫療專科。

（3）2017 年墨西哥強震

2017 年 9 月 19 日墨西哥發生規模 7.1 強震，慈濟基金會組成勘災團，進駐災區兩個多月，全球慈濟人展現大愛無國界的精神，持續給予災民關懷與膚慰。12 月 9 日到 18 日，本院趙有誠院長與臺中、大林、花蓮等慈濟醫

院醫療團隊，同赴墨西哥，與來自 12 個國家、100 多位慈濟志工共同接力，結合國際慈濟人醫會（TIMA）及墨西哥當地醫護人員，在墨西哥 6 個城市進行 9 場發放、8 次義診，發放對象約有 1 萬多戶，近 4,500 位墨西哥鄉親接受義診服務。

（4）2019 年莫三比克風災

2019 年 3 月 14 日熱帶氣旋「伊代」（Idai）侵襲非洲東南部，馬拉威、辛巴威、莫三比克等三國災情慘重，共有 160 多萬人無家可歸，1 萬多人失蹤。慈濟基金會啟動救災系統，展開援助評估，南非慈濟志工也同步前往災區進行援助。5 月 17 日到 25 日，臺北慈院趙有誠院長與牙科部夏毅然主任，帶領「慈濟醫療義診團」遠赴非洲莫三比克，在當地進行三場大型義診，為近 5 千位受災鄉親提供醫病又醫心的救治服務，傳遞大愛無國界的一念悲心。行前本院備齊 200 多公斤醫材，含外科器械、婦科衛材、中醫衛材、注射器、體溫計等，除診療中必須使用的耗材，其餘醫材器械也於義診後留給當地醫護使用。

四、社區醫療

本院以社區民眾需求為中心，透過資源整合，提供優質的健康服務，以推動長者健康促進、落實健康促進醫

院、高齡友善服務、社區防疫推廣、健康社區推動及偏鄉醫療等六方向。

本院除提供優良基礎醫學及高科技臨床醫療服務外，更結合慈濟社區志工網絡，支援基層醫療院所，落實社區衛生教育，以滿足當前社會照顧服務的多元需求，並與政府配合推動以服務使用者為中心之多元連續性服務模式，用心瞭解社區需求並深耕社區，照顧社區民眾。

為讓在地居民享有良好照護服務，重視年長弱勢族群、本院長期關懷偏鄉，以「慈善、醫療、教育、人文為後盾的社區照顧」為使命，「活躍老化、提升長者生命價值與尊嚴」為願景，秉持「成為社區最溫暖的長照服務體系」的核心價值，在 2017 年申請長照服務資格審查通過，2018 年開始正式接案，並於同年 9 月舉行「長照服務部」揭牌儀式，提供「長照」與「失智共照」患者的雙軌式服務。斐然的成果獲新北市政府推薦，成為 2020 年接受監察院長照業務勘查的代表醫院。

（1）社區醫學

本院由「社區暨長照服務部」負責社區健康促進，辦理社區健康講座、整合式篩檢、義診及各項社區健康促進活動，並於健康促進推動委員會監督下共同推動，指導

社區民眾正確的健康觀念及知識，提供健康諮詢與衛生教育。

每年依區域內地理環境、人口結構以及民眾就醫情形，訂定推動長者健康促進、落實健康促進醫院、高齡友善醫療服務、社區防疫推廣、健康社區推動及偏鄉醫療服務等六目標之年度社區醫療服務暨健康促進相關計畫。2016年至2019年共辦理6,799場整合式篩檢、老人健檢、疫苗接種、偏鄉義診與健康講座等活動，服務近34萬人次。

本院係衛福部國民健康署認證之「健康醫院」，積極推動員工與社區民眾身心靈健康促進，每年相關成果均於國際健康促進年會發表。本院獲得的相關社區服務與健康品質認證包括：（1）2010年：取得世界衛生組織（WHO）健康促進醫院國際網絡會員資格，並通過新北市政府衛生局健康促進醫院認證。（2）2011年：通過國民健康署高齡友善照護機構認證及無菸醫院金獎肯定。（3）2016年：獲選為「戒菸服務品質改善措施」績優醫事機構；同年，新北市政府衛生局頒發癌症品質提升醫院，本院在大腸篩檢名次為第一名（篩檢量新北市最多）及乳癌篩檢績優獎。（4）2017年：獲臺灣國際醫療衛生促進協會第二屆

「國際醫療典範獎」團體組。（5）2018年：獲新北市政府衛生局「戒菸服務 功在新北」及「預防保健 功在新北」榮譽獎，同年並通過國民健康署健康醫院認證，含高齡友善健康照護機構、無菸醫院、低碳醫院等三項認證。（6）社區防疫推廣計畫：2016-2018年皆獲新北市政府衛生局「協助校園流感疫苗接種」感謝狀。（7）偏遠地區暨弱勢族群關懷服務：2017-2019年皆獲臺灣盲人重建院「協助丙級按摩養成班職場實習課程」感謝狀。

（2）長照服務

本院設有社區整合型服務中心（A）、複合型服務中心（B）（含居家護理所及居家服務），5個關懷據點（C），在專業人員部分有5位個案管理師、3位居家護理師、5名居服督導員、46名長照居服員，為新北市中少數同時提供A、B服務及結合社區據點服務之大型醫療機構。隨著人口高齡化及家庭結構的轉變，當家中長輩因老化或疾病而失能，往往為全家帶來巨大衝擊，由於目前的家庭照顧人力普遍不足，許多人下班回家後還要面對繁瑣的照顧重擔，實已身心俱疲，加以缺乏專業技能，照顧品質堪慮，甚至影響失能者的復原狀況，雙方的生活品質同樣低落。

　　有鑑於此，針對因疾病或意外導致生活無法自理之失能患者，本院聘請合格之個案管理師評估患者之失能等級，並提供最適切及完整照顧計畫，由居服督導員、居家照顧服務員、護理師，提供諸如身體照顧、日常生活照顧、家事服務、居家護理、居家復健及居家營養等全面性的長照服務，除了配合政府長照 2.0 的四大包裹（照顧及專業服務、交通接送服務、輔具與居家無障礙環境改善服務、喘息服務）之外，也以慈濟的慈善志業特色為根基，在照護過程中，若發現案家有經濟、活動、家庭等其他困難，慈濟基金會與慈濟志工皆會即時介入給予更多協助。

　　當住院病人需要出院準備服務時，個案管理師會進行功能、家庭及需求等三方面的評估，依長照準則核定失能等級，然後訂定照顧計畫。住院病人若在醫院有接受復健及營養跨專業領域的服務，病人返家後則由「居家護理師」、「居家復能」、「居家營養」、「居家照顧服務員」，無縫接軌提供後續專業及照顧服務。至 2020 年 4 月底，本院社區整合型服務中心所服務的個案數已多達千人，複合型服務的居家照顧服務人數也近 400 人，專業復能服務逾 300 人。

　　2020 年 10 月本院成立日間照護中心，提供長照失能

長者維持社交功能，提供多元化的服務，包括生活照顧、生活自立訓練、健康促進與文康休閒活動、復健服務、備餐服務、家屬教育與諮詢服務等。設有專業人員提供良好照護，長者晚上仍能回家享受家庭溫暖，亦能為家人減輕照顧的負擔，主要的信念及理想是：讓長輩都能「在地居老」。

（3）失智共同照護服務（以下簡稱「失智共照」）

衛福部統計指出，臺灣 65 歲以上老人失智症盛行率為 8%，未來 40 年可能突破 85 萬人。為能落實預防、早期診斷、早期介入，使大臺北之失智長者及家庭都能就近找到資源並使用服務，本院積極投入失智症防治、照護服務。

臺北慈院於 2013 年承接新北市衛生局「慢性病長者憂鬱關懷計畫」，並將「簡式健康量表」檢測普及至所有住院病人；2015 年，承辦位於平溪之新北市衛生局「瑞齡學堂」專案，成為「失智共照」的重要根基。2017 年，正式承接衛福部「失智共同照護服務計畫」，成立失智共同照護中心，與醫療院所、機構社團、失智據點合作，提供失智者社區個案管理機制，亦舉辦專業人員培訓，培育失智照護人才，辦理社區識能教育，增加社區民

眾對失智症的認識與了解,同時整合及輔導社區失智照護服務據點,大幅提升服務失智個案及其家庭之量能。

本院「失智共照」服務主要的貢獻包括:(1)建置綠色通道,提高確診率,例如平溪衛生所陽性確診率高達60-70%,較他院社區轉診的 10% 確診率高出許多;(2)設置失智據點,提升民眾適能。本院在都會區「新店」、「雙和」、「三重」等地與偏鄉區「平溪」輔導失智據點,提供記憶退化的長者為期 3 個月的延緩失智、認知促進相關課程。

本院與慈濟基金會連結,在新北市設有新店、雙和、板橋、三重、蘆洲等五個社區關懷據點,當出院民眾在功能評估中或一般民眾到醫院行老人健康評估,發現肌衰弱時,可轉介至關懷據點接受延緩失能、運動健康的課程。每據點皆有人醫會醫護人員與慈濟志工關懷陪伴,提供多元照顧之外,也減輕照護者的壓力。

社會影響

慈濟醫療體系以「人本醫療、尊重生命」為宗旨,主要任務在「守護生命、守護健康、守護愛」。基於這樣的宗旨與任務,臺北慈濟醫院自 2005 年啟業至今 15 年

來，落實「慈悲喜捨」的慈濟精神，守護民眾的生命與健康，期望人間大愛能生生不息、世代循環。本章前文呈現本院主要的醫療服務與成果，總結而言，對於社會的貢獻可歸納為搶救生命、扶助弱勢、人本醫療等三大面向。

一、搶救生命

搶救生命原本就是醫療機構責無旁貸的任務，同時也是醫護工作者的神聖使命，前文所呈現的本院在急重症、重大醫療個案的數據，展現本院日常的醫療服務，對醫療資源相對缺乏的新北地區提供重要的守護生命與健康的基地。此外，還有許多突發的重大意外或醫療事件，都在考驗醫療機構的服務品質與能量，本院近六年來在這一方面的醫療服務主要包括下列案例。

（1）新店區氣爆火警

2014 年 8 月，新北市新店區安康路大樓民宅發生氣爆火警，5 名傷者陸續送至本院，急診室啟動大量傷患因應模式，全力搶救，經醫護團隊細心醫治，傷者陸續康復出院。8 月 30 日，醫護團隊於中秋佳節前夕，準備 80 份親手製作的「安心福富足月餅」，送往氣爆住戶家中，團隊中有身心醫學科醫師陪同，讓這份「愛」送至住戶手中時，也有專業醫療團隊膚慰他們受災後的心理創傷。

（2）八仙塵爆

2015 年 6 月 27 日，八仙樂園發生粉塵爆炸意外，造成約 500 人燒燙傷，本院啟動大量傷患應變機制，126 位醫護、行政人員返院支援。當晚收治燒傷面積達 60% 左右的 13 名傷患，全數患者經急診處理後轉至加護病房照護。收治的 13 名患者中，除一位轉院、一位因多重器官衰竭往生，其餘患者自 7 月 23 日至 10 月 30 日陸續出院，後續由慈濟志工接力陪伴關懷。

（3）坪林溯溪意外

2016 年 6 月 5 日，坪林溯溪意外事件，5 位傷者送至本院搶救。其中 4 位傷者到院前已死亡，15 歲何同學自行上岸獲救，經醫療團隊檢查，確認何同學骨骼和內臟都沒問題，僅右小腿皮膚擦傷及左足踝夾傷，於 6 月 7 日出院。本院張恒嘉副院長和醫護團隊一同祝福同學及其父母，在出院記者會中感恩社會各界的關注與祝福。

（4）國道遊覽車翻覆

2017 年 2 月 13 日，國道五號接三號南下車道，遊覽車失控擦撞護欄後翻落邊坡，釀成 33 人死亡、11 人受傷。本院第一時間啟動緊急應變機制，兩位傷者陸續被送至急診室，在醫護全力搶救下，傷勢狀況穩定，住院治療

後均平安出院。

（5）全球新型冠狀肺炎疫情

2020 年國際爆發新型冠狀病毒疫情，至 6 月全球已累計 635 萬人確診，37 萬人死亡，臺灣 1 月 21 日出現首例確診個案，至 6 月 3 日共有 443 名國人確診、7 名死亡。防疫期間，本院守護社區民眾健康，每日召開防疫會議，管控物資與門禁管制，執行入院民眾發燒篩檢與自我檢疫聲明書填寫，同時成立戶外檢疫站、肺炎專責病房，並通過衛生福利部「嚴重特殊傳染性肺炎」檢驗機構認證，全院同仁防疫總動員。

本院同時與北區醫學中心前往機場支援邊境檢疫，承擔中央集中檢疫所之後送醫院。疫情期間共收治 17 位確診個案，其中除 1 位因年邁與共病因素，雖經積極搶救，仍不幸往生，其餘 16 位在醫護團隊悉心照顧下，均康復出院。防疫期間，全院同仁落實感染管制措施，無院內感染發生，堅守崗位，提供民眾安全、高品質的醫療服務。

二、扶助弱勢

臺北慈院關懷弱勢，協助偏鄉或貧困民眾獲得妥善醫療照顧，為低收入戶提供免掛號費、部分負擔等醫療補

助，或直接予以醫療費用補助。截至 2019 年，協助近 22 萬人次，補助金額高達 2,700 萬元。

落實證嚴法師「有苦的人走不過來，有福的人就要走過去」的號召，本院積極參與「偏鄉地區健保醫療服務計畫」、「山地離島地區醫療給付效益改善計畫」、「醫學中心或重度急救責任醫院支援計畫」等計畫，協助資源不足地區，強化就醫服務。2016 年起，徐榮源副院長擔任慈濟北區人醫會總召集人，有效結合醫院與社區資源，凝聚更多美善力量，共同肩負國內偏鄉醫療與賑災發放使命。

本院同仁足跡踏遍新北市石碇、烏來、貢寮、瑞芳、雙溪、平溪等山地偏鄉，進行巡迴醫療義診與往診，年服務約 5,000 人次，彌補大臺北東南隅醫療資源之不足，並支援離島、澎湖望安鄉、金門義診，年服務量約 500 人次。

當天災肆虐造成家園毀損，本院義不容辭，屢屢召集醫療團隊前往災區賑災援助，包括 2009 年「八八水災」、2015 年蘇迪勒颱風重創烏來山區、2018 年臺南 823 水患等，團隊深入災區設立義診站，提供物資，膚慰受災鄉親，用愛陪伴受災戶走過漫漫重建之路。

除此之外，本院醫療團隊亦協助需要幫助的機構，

提供長期的醫療服務,較主要的案例包括如下。

(1) 礦工醫院

位於臺灣東北角的貢寮、瑞芳、平溪、雙溪四鄉鎮,地廣人稀,老年人口眾多,醫療資源匱乏,民眾就醫不便。瑞芳礦工醫院是這四鄉鎮中唯一的醫院,2013 年起,臺北慈院與礦工醫院搭起友誼的橋梁,除了舉辦聯合義診、提供醫療資源、輔導醫品指標資訊化,使其提升醫療品質,每當逢年過節,院部主管與同仁皆會前往其附設之安養中心,與無法返家的長者相聚,致贈年節禮品,以溫暖的關懷膚慰住民心靈。

(2) 忠義育幼院

本院自 2013 年起與臺北市文山區景興路的忠義育幼院合作,由兒童復健中心醫療團隊及社工師,針對 0-6 歲的孩子進行早期療育,提供專業醫療、復建或特殊教育的治療。透過兒童健檢協助院方早期發現孩子的身心狀況與需要,不僅能即時醫治,亦使孩子進入新家庭後,順利銜接予以照護,讓孩子在安心且健康的環境下成長。截至 2019 年,共服務 9 場次,協助 254 人次。

除給予院童醫療上的協助外,每年舉辦歲末圍爐活動,邀請院童來醫院團圓,院部主管與小兒科醫護團隊、

社服室以及志工全程陪伴，精心規劃創意塗鴉、衛教保健以及寓教於樂的布偶劇，共享團圓飯，氣氛熱鬧溫馨，讓孩子們感受到如家的溫暖。

（3）關懷偏鄉學童身心發展

與新北市偏鄉學校合作，為注意力不集中或過動症孩童做醫療評估並給予治療。山區孩童就醫不便，醫院提供免費接駁車，專車接送山區學習障礙孩童來院，在社工師陪同下，由身心醫學科醫師進行專業評估與治療。

（4）盲人重建院

臺灣近 6 萬名視障者中，90% 是因為意外、疾病、職業傷害等因素造成視力喪失，因此臺灣盲人重建院自創立以來，以協助後天失明者重新學習，適應社會為宗旨，提供這些中途失明者生活重建、職業重建、職業訓練、就業輔導等多種服務。

2017 年起，本院與盲人重建院合作，提供衛教講座、感染管制課程、健康檢查與諮詢等協助，也供予視障朋友職場實習機會；此外，眼科、新陳代謝科團隊也協助將臨床上有需要的病人轉介至重建院，透過雙方結合，讓中途失明者與其家屬獲得更多醫療協助與社會資源。

（5）個案見證

1. 醫療愛無限

國小五年級的一位小女生因鏈球菌腦膜炎引發四肢發黑壞疽，在某醫學中心治療四個月，狀況遲遲未好轉，醫師建議高位截肢。本院趙有誠院長得知此事，安排醫療團隊前往中壢病人家中，將四肢滿是大片傷口的小妹妹帶回醫院，由骨科洪碩穗主任擔任主治醫師，清創、換藥；儘管最後小妹妹依舊避免不了低位截肢的命運，智力也停留在幼兒階段，但在醫療團隊與志工的持續關懷下，不僅讓她恢復了精神，這些年來也能透過肢體與表情與人互動，重新開始人生。

2. 擺脫僵硬人生

家住竹南，罹患僵直性脊椎炎的一位先生，長年只能以坐姿方式生活，因疼痛 無法下樓出門看診，困在三樓，也求救無門。本院醫護與社區志工伸出援手，利用吊車將他從三樓住家移出，送來本院。醫護跨團隊合作，以兩階段的髖關節置換手術、脊椎矯正手術治療、安排復健運動，先生終於重拾雙腿肌力，歡喜出院。

3. 翻轉人生志工行

體重最重曾達 160 多公斤的一位原住民，被當地小型

醫療院所診斷為「腰椎關節黏連併神經病變」、「薦腸關節炎併恥骨聯合損傷」等病史，被醫師宣告癱瘓，已在木板搭的床上躺了九個月。一次義診中，經本院神經外科醫師評估，接回臺北慈院診治。醫護團隊經過四次手術及素食調整，他的體重足足少了 40 多公斤，透過積極復健，更進步到可以自主行走。康復後，他加入志工團隊，用行動表現對醫療團隊與志工的感謝。

4. 醫病同心抗罕病

在 17 歲時被診斷為「威爾森氏症」的一位女孩，病情每況愈下，銅離子無法代謝，五年後，身體出現許多神經症狀。本院醫療團隊前往家中往診，安排她來院治療。疾病導致她的右腳踝因肌肉不自主、張力過大、關節僵硬而內翻變形。骨科王禎麒醫師進行足踝手術，放鬆肌腱及筋膜，將骨頭重新排列；術後，患者的狀況穩定，骨頭癒合良好，經一段時間的復健努力，已能在助行器的輔助下，「腳踏實地」的自主如廁及上下樓梯。

三、人本醫療

在專業的醫療照護之外，有很多非醫療人員參與的活動，都展現慈濟醫療體系「以人為本」的特色。

（1）醫院志工與支持性病友團體

醫療志工在慈濟醫療體系中提供服務與膚慰病患與家屬的角色，是醫療體系非常重要的軟實力。在臺北慈院，每天有 220 位醫療志工在各角落為病人及家屬服務，從陪伴關懷、諮詢服務、協助不便病人，到照顧醫院同仁身心、成為醫護的幫手、人文氣氛營造、醫院環境維護，志工與醫院同仁站在同一陣線，一起堅守「守護生命、守護健康、守護愛」的使命。

此外，為提供病人更完整的照護，本院成立多個病友會。除了邀請不同領域醫療人員舉辦演講、衛教及篩檢活動，也安排心靈課程與各類型人文活動或運動，透過聚會讓病人和家屬彼此分享心得。病友們從中獲得更多的醫療資訊，身心得到紓解，正向面對疾病，有助於體力恢復及降低疾病復發率，獲得更好的生活品質。目前已設立蕙質蘭心乳癌病友會、頭頸癌病友會、大腸直腸癌病友會、乾燥症病友會、糖尿病病友會、肝病之友會、洗腎病友會、早產兒回娘家、肺淨心舒同學會與脊柱裂病友會等。

（2）簡式健康量表

為照顧病患隱而不彰的困境與問題，提供適切的醫療服務，本院訓練第一線護理人員，透過「簡式健康量

表」，用科學方式篩檢出需要協助的病人，並自 2016 年全面實施，以新入院或其他單位轉入的病人為對象（加護病房、呼吸照護中心、兒科病房、心蓮病房、身心醫學科病房、急診除外），入院後 8 小時內完成第一次評估。

實施此項照護後，對於病患的焦慮不安、經濟困難、家庭支持力薄弱問題，醫療團隊可即時偵測、適時轉介，不僅有效減輕病人焦慮情緒，有自殺意念的病人也減少三成，成功建立身心靈全人照護模式。簡式情緒量表目前已經是臺北慈院詢問入院病史的常規作業之一，趙有誠院長 2017 年於奧地利健康促進醫院年會分享該措施執行成效，獲得國外專家學者一致讚歎。

（3）預立醫療照護諮商門診

2019 年 1 月病人自主權利法正式上路，本院開設「預立醫療照護諮商門診」，由經過認證的醫師、護理師和社工師，為有意願簽署「預立醫療決定」的民眾提供醫療諮詢，讓民眾在清楚了解各種醫療選擇的情況下，做出符合自己意願的決定。本院為新北市唯一的示範推廣醫院，承擔在地預立醫療照護諮商及《病主法》宣導重責，在全國 ACP 獎勵示範醫院中，表現名列前茅，於 2020 年 1 月 6 日安寧照顧基金會所舉辦之「《病人自主權利法》施行

一周年」記者會暨頒獎典禮中，獲衛福部頒獎表揚。

（4）全人教育

重視全人照護是醫學教育發展的重要里程碑，本院以「長養慈悲、拔苦予樂」為課程設計主軸，設有「迎心傳愛新人營」、「全人照護分享競賽」等著重參與、體驗、感動、行動及分享的多元教學方式。

透過各類體驗式教學，讓學生日後執行醫療照護時能多一份協助與付出的愛心。在上述課程規劃安排下，衍生出「全人照護教育師資」制度，諸如在一般醫學病房每週常規進行之 Health Care Matrix 個案討論匯集全人案例討論會，就是由全人教師指導 PGY 醫師、實習醫學生與護理師、營養師、藥師、檢驗師等學員共同進行的身心靈及社會評估之團隊照護討論。

結 語

生命無價，分秒必爭。上人期勉臺北慈濟醫院全院同仁以病為師、以人為本，視病如親、尊重生命，醫人、醫病又醫心，讓求醫無門的鄉親均能離苦得樂，在身心靈康復後，都能成為有力量幫助他人的人。

臺北慈濟醫院全院同仁秉持慈悲濟世精神，以豐盈

的人文氣息、一流的醫療團隊和先進的技術水準走入人
群、發揮良能，成就「守護生命、守護健康、守護愛」的
任務；以「感恩、尊重、愛」的精神，將慈濟人文醫療深
耕社區、遍灑全球。

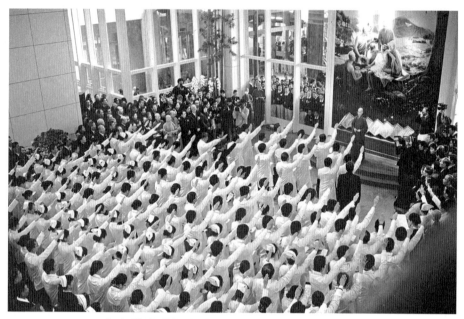

臺中慈濟醫院啟業儀式（慈濟花蓮本會提供）

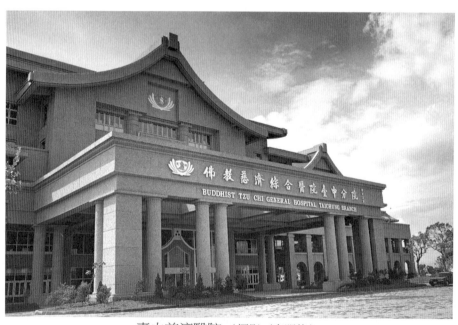

臺中慈濟醫院（攝影／李明修）

第❹章
臺中慈濟醫院

臺中慈濟醫院院長室

慈濟醫療志業從全球慈濟人的心靈故鄉花蓮啟動，在花蓮慈濟醫院尚未成立之前，從慈善起家的慈濟克難功德會於 1972 年開始，在花蓮啟動「慈濟附設貧民施醫義診所」，一路從東臺灣的花蓮、玉里、關山，到嘉義大林、臺北新店，最後來到中臺灣的潭子，一步一腳印，為照顧各地區民眾的健康而成立各家醫院，整體成為慈濟醫療體系。歷經漫長的歲月，臺中慈濟醫院在 2007 年 1 月正式啟業，並於 2011 年 8 月完成第二院區啟用，清水之愛回歸潭子，於青山之麓、平疇綠野，矗立搶救生命的堡壘。

證嚴法師期勉慈濟人「對的事，做就對了」，這句靜思語彰顯慈濟是一個強調實踐的佛教慈善團體。但除了有心並身體力行之外，佛教思想也強調因緣觀，這個觀點和中國傳統天時、地利、人和的哲學思維異曲同工，都強調各種內外在條件的配合，才能成就大事，佛教慈濟的語彙

叫做「圓滿」。臺中慈院的成立過程見證了這些哲學思維與認知。

發展緣起

在 1990 年左右，證嚴上人行腳臺中，某天正要出門之際，接到一通急切懇求上人祝福的電話，一位年輕人因為修繕自家電視天線，不慎誤觸高壓電線緊急送醫急救，生命垂危，證嚴法師聞訊立即專程前往醫院探視。一到醫院急診室，只見急診室內嘈雜擁擠，病人、家屬和醫護人員匆忙穿梭其間，處理每一位病人的狀況。這位觸電的年輕人躺在急診室一隅，奄奄一息地不斷呻吟，最後卻傷重不治。這個事件讓證嚴上人極為不捨，對醫院急診室的醫療品質萌生沉重的感慨。

一個念頭、一個決心

在後續的行腳路程中，負責接送上人的中區榮董幹事伍慶雲，與上人分享自家親友的就醫經驗，並表示大臺中地區的醫療資源不足，尤其是山線的潭子、豐原、東勢、神岡、大雅等地更是缺乏。伍慶雲向上人表示「盼望能有花蓮慈院那樣的就醫環境，（大臺中地區的鄉親）就能安心」，希望慈濟能在臺中建院，造福鄉里。

　　建設醫院除了有心，還要有資金，更需要適合建設
醫院的大面積土地等各方因緣具足，方能成行，但光是尋
覓建院用地的過程就一波三折。當時隸屬臺中縣潭子鄉聚
興段的一塊土地，上人多次行腳前往勘地。這塊地因乏人
照顧而雜草叢生，伍慶雲乃租用直升機空中鳥瞰，再將空
照圖呈給上人慈閱。但是勘地訊息傳開後，立即引發土地
搶購熱潮，導致土地價格飆升，成為建院第一個障礙。

　　資深志工朱以德、中區榮董伍慶雲對臺中慈院土地
取得的波折和建院過程遭遇的困難了解甚深。朱以德說完
整的大面積土地難求，適合興建醫院的大面積土地更難
求。慈濟是一個十方大德善念扶持的佛教團體，高地價表
示因緣還不具足，不能強求。建院計畫就此停擺，一等就
是好幾年。

　　後經慈濟基金會副總執行長林碧玉、總務室主任蕭
惠特居中溝通，終於在 1996 年承接第一筆大面積土地，
園區內其他土地則經過不斷的拜訪、溝通，至 1997 年才
大致圓滿。醫院整體外觀與建築本體最先由臺灣知名建築
師許常吉及國際知名建築設計團隊 NBBJ 進行設計。這項
大型醫療園區的設計案，雖然因為種種原因而未能實現，
但整個園區的完善規劃在當時獲得國際大獎的肯定。

九二一震殤建院計畫擱置

　　就在各方奔走努力時，1999 年 9 月 21 日凌晨，大地一場驚天動地的劇烈搖晃，讓臺灣中部陷入巨大的災難。為協助災區鄉親安心、安生、安身，以及協助重建教育與生活，臺中慈院建院計畫暫時擱置，直到慈濟援建的 50 多所學校接近完成，建院計畫才重新啟動。也因為這場地震，臺中慈院的地基建設重新修改，加入抗震設計，設置 300 多個大型隔震墊，提高建築安全係數。

　　繁雜無比的建院手續，包括土地開發許可、環境影響評估、地目變更、建照申請等等，考驗著志工們的智慧與毅力。在伍慶雲榮董的誠意勸說下，十家租用臺糖土地的廠商也點頭願意搬遷至后里工業區，圓滿慈濟緣。另一個難題是院區土地和四號快速道路重疊，經過多方協調，將道路改為部分地下化，最終才獲得政府主管部門核發「土地啟用證書」。

　　朱以德、伍慶雲、鄭明華三位志工到花蓮靜思精舍面見上人，建議於 2001 年 11 月 17 日動土。但上人看到證書上附有四個但書：水利會有三筆土地尚未取得、國有財產局土地尚未取得、一筆無主土地尚未解決、周邊交通網尚未規劃，雖知弟子們殷切期待醫院的成立，上人慈

示：「不可以做不如法的事，更不可以做違法的事，只要這四個但書都辦好，即刻可以動土」。經半年奔走協調，四個但書全部圓滿解決，終於在 2002 年 4 月 14 日動土。2003 年 9 月，第二期工程亦開工。

規劃調整 初心不變

臺中慈院原本規劃為擁有 1,000 多床，以幫助發展遲緩兒童為主的綜合醫院，但等到手續辦妥、醫院動土，中區醫療環境已經有所變化。於是將發展目標調整為以照顧長者為主的「護理之家」，而後又變更為配合高科技，以發展預防醫學為主的醫院。直到 2007 年元月啟業，當時的「慈濟醫院臺中分院」是以神經、心臟、癌症等疾病治療為主軸的專科醫院，不過因為需要相關專科的支援，於是在成立時，即設有內科、外科、婦科、兒科、神經科、眼科、耳鼻喉科共 30 餘科，以全人的醫療為中部民眾展開服務。

談到開工日期，資深志工朱以德道出背後一段小插曲。「四」的諧音在傳統社會有不吉利的聯想，因此很多醫院或建築通常從三樓就跳到五樓，但動土日怎麼選在 4 月又是 14 日呢？慈濟立基於以人為本的佛教思想，不迷信鬼神，只要心存善念，天天都是吉祥日，而且這個

日期是慈濟歷史上極為重要的日子，因為 1966 年 4 月 14
日（農曆 3 月 24 日），佛教克難慈濟功德會就是在這一天
成立。而在等待開工前，中區慈濟志工主動認養院區區塊
墾除荒草，耕種菜圃、果園，安排淨山清掃、志工聯誼、
親子營、朝山等多元活動，為臺中慈院匯聚人氣。

啟業感恩回饋 同步在地與國際

　　2007 年 1 月 8 日，在首任院長許文林和陳子勇、莊
淑婷兩位副院長的率領下，臺中慈院推出為期兩週免費的
健康諮詢門診，回饋鄉親大德，也吸引地方人士踴躍參
觀。隨著第一位急診患者、第一次緊急急救、第一位住院
病患、第一臺手術、首位新生兒誕生，到第一例腦部腫瘤
導航切除術，新生的臺中慈院踩著踏實的步伐向前邁進。

　　「社區感恩戶圍爐」關懷活動、歡度滿月慶、「為萬
人健康把脈」等活動則加速臺中慈院投入社區健康的腳
步。全院同仁鼓起勇氣於啟業 114 天，奮力通過區域醫院
評鑑，並陸續獲得多項榮譽，包括：居家護理評鑑、母嬰
親善評鑑、雙語親善醫院、病人安全推動等；小菩薩澎澎
車、濃縮中藥粉混合清潔集塵裝置亦取得專利。

　　2007 年底，全球醫學界譽為「神經建築師」的楊詠
威教授（Wise Young）參訪臺中慈院，並簽署跨國合作

「幹細胞移植治療脊髓人體試驗計畫」，象徵慈濟醫療志業
於神經醫學領域的國際認同度。並和國立科學博物館於
2008 年 5 月聯合舉辦「園藝療法國際研討會」，持續舉辦
至 2015 年，將國際新穎療法帶入跨專科合作，並彰顯本
院慈濟醫療體系的在地合作。

　　臺中慈院第一期工程（現今第二院區）僅有 300 床，
是一座小而美的醫院。規模雖小，卻具備高超的醫術，能
執行心臟手術、裝設人工電子耳，神經醫學內外科團隊並
與國際合作幹細胞研究，治療脊髓損傷，頗見成效。院
長、副院長及各科室主任、醫護藥技同仁的合和互協，堅
持以高品質的醫療服務病患，短短四年半，兩度接受評
鑑，分別以「優等」與「特優」通過。

二期工程竣工 第一院區啟用

　　由於鄉親們對慈濟的信賴與肯定，將生命託付給慈
濟的醫療團隊，一期工程不旋踵即滿床。第一院區新醫
療大樓第二期工程自 2004 年 4 月動工興建，歷時 7 年而
成，總樓地板 40,000 多坪，為地下二層、地上十四層的
建築，在 2011 年 8 月 21 日正式啟用。啟用前，全院所有
同仁積極投入院區搬遷，有些同仁雖然曾在其他醫院服務
過，但未必有醫院搬遷的經驗，因此都戰戰兢兢的規劃搬

遷事宜，讓整個醫院在院區轉移時的運作能無縫接軌。

　　第一院區啟用以來，寬敞的空間、新穎的設備，甚至引進當時其他醫院少有的門診插卡報到與叫號系統，並結合候診區電子佈告系統，讓候診民眾能夠掌握各門診看診進度；藥劑部開發新式智慧型領藥系統，讓民眾不用再大排長龍領藥，縮短領藥速度；醫事室也引進批價掛號智慧叫號系統，透過大銀幕指引來院大德到指定櫃檯辦理批價或文件申請，後端更能讓單位主管隨時掌握等待人數，隨時加開櫃檯疏解等待人潮。這些人性化措施不僅獲得民眾好評，也有許多醫院特地參訪。

拾穗十歲 十年有成

　　十年來，本院守護山線地區民眾健康，更跨出醫院，主動關懷鄉里長輩，由社區健康中心推動的社區健康促進活動，每年年終在第一院區大廳舉辦高齡友善成果發表，總會吸引 500 多位長者參與，整個大廳熱鬧滾滾。此外，為照顧梨山地區偏鄉民眾的健康，中醫部特別從 2013 年起，開辦梨山巡迴醫療，每週定期前往無中醫的梨山與環山部落（泰雅族賽考列克群）服務鄉親，並與慈濟師兄姊合作，舉辦全臺海拔最高的歲末祝福活動，守護梨山鄉親的身心靈。

「福田一方邀天下善士，心蓮萬蕊造慈濟世界」，慈濟醫院從花蓮、玉里、關山、大林、臺北到臺中，十方大德善念護持，一磚一瓦的建構起愛的醫療網。「人本醫療、尊重生命」是我們的建院宗旨，「守護生命、守護健康、守護愛」是我們的任務，而我們的願景是「成為以病人為中心的醫療人文典範醫院」。至於具體實踐的方式，簡守信院長在十周年慶的歲末祝福中闡明：「我們願意讓法脈成為我們醫療的核心，在動蕩不安的環境中，因為我們走入宗門而喚回醫魂，讓臺中慈院成為一個有影響力的人文典範醫院。」

醫院規模

臺中慈院於 2007 年 1 月 8 日啟業，至今服務大臺中地區 14 年，隨著醫療規模拓展，第一院區大樓於 2011 年 8 月 21 日啟用，兩棟建築座落於臺中市潭子區豐興路一段，74 號快速道高架路旁。第一院區主體面積 46,000 多坪，含地下 2 層、地上 14 層，共 16 層，建築為鋼骨鋼筋混凝土（SRC）結構，採雙順打工法施工，最下層附有隔震器及阻尼器之隔震系統，是全臺規模最大的隔震醫院，耐受震度可達七級。

　　第二院區以護理之家及日間照護中心為主，面積約 9,000 坪，含地下 1 層、地上 6 層，共 7 層，建築群以英文「健康」（Health）開頭的 H 字型設計，一樓戶外公共空間設有唐式迴廊與中藥草園，室內為中醫部門診、身心科門診、心蓮病房等。

　　本院建築顧及環保節能精神，每層樓皆有陽臺設計，減少太陽輻射熱直接照入，降低空調負載；每層樓陽臺屬於環狀式設計，於火災緊急時提供避難疏散通道；建築物最高點四周安裝 5 支避雷針，保護建築與人員免受雷擊危害；建築物屬於斜屋頂設計對雨水回收效率及防漏水優於一般建築；醫院周圍道路實施透水性連鎖磚舖設，增加基地保水。太陽能設備每日可發電約 500kwh，達到節能效益，2013 年榮獲內政部頒發綠建築標章證書，銀級等級。

醫療服務規模

　　第一院區以門診、檢驗室與檢查室、手術室、血液透析室、住院病房之醫療大樓，感恩樓五樓為預防醫學中心提供民眾健康檢查，含第二院區診間共 82 間，主要位於一、二樓及六樓婦科診間，手術臺 19 間、產臺 2 臺、牙科治療臺 10 臺，病床設置急性一般病床 499 張，急

性精神病床 50 張、慢性一般病床 360 張、特殊病床 215 張，病床數共 1,124 張。

截至 2020 年 1 月至 11 月的統計，整體月平均服務量，門診服務 59,263 人次、急診 3,477 人次、住院 2,354 人次、手術 1,684 人次、洗腎 3,506 人次、健檢 449 人次，中區醫院西醫門住診申報點數排名第 7 位，成長率 8.13%。以最高 5 分的標準，民眾對門診的滿意度 4.52，推薦度 4.39，急診滿意度 4.72，推薦度 4.46，住院滿意度 4.38，推薦度 4.30，這些數據顯示大眾鄉親對本院的醫療品質和健康照護服務高度認可。本院近 5 年主要的年度服務總量列於下表。

臺中慈院 2015-2019 年醫療服務人次（全年度統計）

	2015	2016	2017	2018	2019
門診	588,321	629,849	679,038	718,932	761,647
急診	43,310	46,005	44,856	46,083	46,230
住院	25,604	26,957	28,608	27,950	29,199
手術	14,672	17,386	18,611	19,356	20,324
平均每日門診	2,097	2,262	3,465	2,591	2,750

平均每日急診	119	126	123	126	127
醫療志工人次	22,899	26,928	31,202	29,496	29,243
資料來源：各年度慈濟年鑑					

　　配合電子資訊化，透過網頁，提供民眾查詢門診就醫、住院、交通路線等資訊，並可線上預約門診、查詢及取消掛號、看診進度、病床數、急診就診床數和中西醫藥品查詢。因應時代網路科技發展，使用網路社群平臺服務，如 Facebook、LINE、Instagram 等，提供醫院醫療衛教知識、活動及行政公告，以便民眾快速獲取最新訊息。

　　為方便民眾來院就醫或陪病，設有平面及地下汽、機車停車空間，二個院區間有接駁專車供行動不便民眾搭乘，第一院區一樓大廳後方設有花園、地下一樓設有美食廣場、商店街、中庭迴廊供民眾休息飲食。

　　院區內設置許多人性化的「電子叫號系統」服務，使用單位涵蓋門診區、檢驗區、自助繳費機與批價掛號櫃檯、領藥櫃檯及影像醫學部，讓就診病人提升便利性，院內人員流程也更快速運作。「自助繳費櫃員機」，2009 年

當年為全國首創的服務，能用現金繳款、機器自動找零，操作簡易，節省櫃檯繳費排隊時間，連第二次以上連續處方箋的領藥都可以跑出領藥號，直接去藥局等候領藥即可。

組織與人力

本院屬區域教學醫院，上級監督單位為慈濟醫療董事會及醫療執行長辦公室，醫院營運最高單位為院長室，下設秘書組、法務組、行政組、人文組，品管中心，以及各委員會。另設有各部、科、中心，辦理診療服務、教學、研究或訓練事項。

醫務部設有：腸胃內科、心臟內科、腎臟內科、胸腔內科、風濕免疫科、感染科、血液腫瘤科、新陳代謝暨內分泌科、小兒科、皮膚科、復健科、精神科、神經科、老人醫學科、家庭醫學科、重症醫學科。一般外科、心臟外科、血管外科、胸腔外科、整形外科、美容外科、大腸直腸外科、神經外科、骨科、眼科部、牙科、泌尿科、麻醉科、婦產科、耳鼻喉部、創傷科、代謝及減重外科、影像醫學部、急診醫學科、核子醫學科、放射腫瘤科、職業醫學科、病理科、臨床病理科、中醫部。

整合性醫療中心包括癌症、心臟血管、神經醫學、

兒童發展復健、高壓氧治療、感染管制、睡眠、器官移植、器官勸募、中風中西醫整合、疼痛、乳房醫學等 11 個中心，另設有中西醫臨床整合、微創手術中心與代謝及減重等 3 個研究中心。

其他科部有營養科、檢驗醫學科、護理部、藥學部、教學部、研究部、社區健康中心、預防醫學中心、中西醫臨床整合研究中心、臨床心理中心、輻射防護室。

行政與品管部門包括醫事室、總務室、社會服務室、人力資源室、職業安全衛生室、資訊室、財務室、工務室、公共傳播室、企劃室、品管中心。另依院務發展需求設有資源管理室、人文組。

本院設院長 1 人，綜理院務並指導監督所屬單位及同仁各項事務之推動，副院長 4 人、醫務秘書 1 人，襄理院務，由董事長提名，經董事會同意後聘任之。各室、中心各置主任 1 人，因業務需要得置副主任，秉承院部指示綜理各該室、中心業務。統計至 2020 年 4 月 30 日止，本院人數包括醫師 232 人、醫技 344 人、護理 1,001 人（含專師 101 人）、行政 298 人（含計劃 24 人），總計 1,875 人；其中男性員工 21.5%、女性 78.5%，以上人員包含護理之家與居家護理所 174 人，但不含慈濟人文志業中心轄

下大愛電視、慈濟醫療法人資訊室、資管室及隸屬慈濟基金會同仁。

龐大志工群為慈濟的特色，從 2018 年至 2019 年 10 月，共有 10 萬人次投入本院志工服務，社會服務室主責志工教育訓練與管理督導業務。除一般志工外，臺中慈院亦發展「癌症關懷」、「護理之家」、「預防醫學」、「母嬰親善」等四類專業志工，獨立進行招募及訓練。2019 年蒞臨本院安寧病房的 SNQ 訪查委員認為：「同一組癌症關懷志工人員從病人初診斷到末期，甚至往生的長期陪伴與關懷，實為貴院安寧服務的一大特色」。2019 年度志工出勤 56,869 人次，月平均 4,739 人次，提供服務將近 43 萬小時，志工教育訓練 262 場、教育訓練時數 351 小時，顯示慈濟志工對慈濟醫療志業的熱心護持。

醫療儀器設備

2017 年眼科部新診區、乳房醫學中心診區、放射腫瘤科及直線加速器搬遷至第一院區，提升醫療服務規模。

2018 年引進 640 切電腦斷層掃描儀，採用最新第四代低劑量疊代法技術，大幅降低受檢者輻射劑量，取得肺部精細影像（影像最佳解析度為 0.31mm）。並加入 CAD（Computer-aided diagnosis）人工智慧，輔助醫師

診斷，可使病灶無所遁形，對於早期篩檢肺癌的病患能有很大助益。同年醫療服務擴展硬體設備有開刀房擴建區、腦中風急性後期照護（Post-acute Care- Cerebrovascular Diseases, PAC-CVD）11B 病房、急性後期照護（PAC）10C 病房。

2019 年啟用新一代機械手臂「紳漢高智感微創手術系統」（Senhance Surgical Robotic System），手術精準度再提升，至 2019 年 11 月 15 日已執行 21 例，現任慈濟醫療志業執行長林俊龍醫師於啟用儀式時致詞，認為這是臺中慈院的里程碑。未來將擴展超音波刀及充氣機，並運用於進階的腹腔手術如肝腫瘤切除，以及婦產科、泌尿科及耳鼻喉科手術。

2020 年癌症中心骨髓移植病房啟用，不僅嘉惠中部地區急性白血病、再生性不良貧血與罕見免疫不良等病患，亦可提升處理血液疾病方面的能力。代謝及減重中心引進 4K 影像整合式微創手術系統，在高畫質呈現下，手術精密度獲得大幅提升，可以達到減少出血，增加手術安全性與縮短住院時間目標。

本院其他醫療設備還包括核磁共振斷層掃描儀、電腦斷層攝影掃描儀、放射性同位素治療設備、放射性同位

素診斷設備、高能遠距放射治療設備、高震波碎石裝置、準分子雷射血管成型術系統、帕瑪司卡特球狀冠狀、準分子雷射屈光性角膜切除術設備、冠狀動脈旋轉研磨鑽、正子斷層掃描造影設備、近接式放射治療設備、醫用粒子治療設備、血液透析機（併洗腎治療床報備）、高壓氧艙、骨質密度測定儀、二氧化碳鐳射設備、自動生化分析儀、血管攝影 X 光機、乳房 X 光攝影、冷凍治療機、彩色超音波、心導管設備、染料鐳射碎石、尿流動力學檢查儀、遙控後荷式近接治療機、震波骨科治療機、顱內血管支架、三度空間立體定位 X 光刀照射治療、加馬機立體定位放射手術、白金纖維環 COLI 首例臨床路徑。本院先進的醫療設備對民眾病痛的解除與健康照護，具有實質的效應。

教學與訓練

本院教學部設有臨床技能中心、師資培育中心、教學中心、圖書館等四組。「臨床技能中心」於 2011 年設置，占地 103.5 坪，建置安全、模擬逼真之教學訓練環境及模具，教學場地包含模擬病房、中央監控室、外傷處置室及討論室兩間。中心內設有各種臨床技能相對應的訓練模型教具提供使用，教學場地配備教學所需的資訊化設備，如網路、電腦、單槍、投影幕，足供教學使用。

　　「師資培育中心」設置目的為建立良好的師資培育制度，培養主治醫師、住院醫師及醫事人員的教學專業素養。師資培育課程舉辦頻率平均每月 3 堂，分初階與進階，類別包括課程設計、教學技巧、評估技巧、回饋技巧、教材製作、跨領域團隊合作及其他，2019 年人員培訓包括實習生收訓科系共 817 人、6 科住院醫師共 35 人、醫事人員平均 192 人、院外醫事人員代訓 49 人。

　　「教學中心」主要開設全院學術演講、製作數位課程，協助行政醫事、實習醫學生、PGY 及住院醫師（含中醫）訓練安排，及培訓臨床醫事人員。全院學術演講課程項目類型有醫療品質、醫學倫理，醫事法規、感染管制、病歷寫作及其他專業類課程，2019 年已開設 25 場、課後成效 90.1 分、整體滿意度 90%、3,033 人參與。

　　「圖書館」位於感恩樓 16 樓，擁有約 70 坪空間，依功能劃分為：館藏展示區、藏書區、檢索區、閱覽空間，提供學習、研究、休閒閱讀之需，館藏涵蓋圖書、期刊、電子資料庫、電子期刊及電子書等多種資源。館藏主要以臨床為主，服務對象為員工、慈濟志業體教職員生及開業之醫事人員使用。

　　為充實員工專業知識與技能，教學部協助各單位開

設教育訓練核心課程，共識類包含人文教育、社區健康促進、服務禮儀、資訊安全，醫療品質類包含病人安全與病人權力、用藥安全，倫理與法律類包含衛生及醫療法規、醫療倫理、全人醫療、生命末期照護，感染控制類，緊急應變類包含為危機處理、消防安全、勞工安全，管理類還有急救證書 BLS 與 ALS，課程學分總共 19 小時（不含管理類）。針對各職能同仁需求，兼顧多元發展與經營效益，舉辦專業職能類，訓練項目有專業技術、幕僚行政、員工英語能力。管理才能類為儲備幹部及充實各階層主管之管理及領導能力，以提升經營績效。

研究與設備

本院研究部推動院內、外跨領域研究及院際整合型研究計畫，與學術單位之研究合作、交流，定期辦理研究提升能力之教育訓練與研究成果發表，各項臨床研究與基礎研究創新發展。統計至 108 年止，研究項目及成果，SCI 論文 68 篇、非 SCI 論文 19 篇，學術會議論文 126 篇，合計 213 篇。

研究實驗室場地、設備設置於第一院區感恩樓 16 樓之共同實驗室提供分子生物、蛋白質體及細胞生物學研究之空間與設備。包括：基礎實驗室 1 間、貴重儀器室 1

間、細胞培養室 2 間、實驗準備室 1 間、冷房 1 間與研究人員辦公室 1 間。設置於第二院區 B1 的動物室提供良好之動物飼養環境與動物研究設施，包括動物飼育室 2 間、手術操作室 1 間、聽力實驗室 1 間、清洗室 1 間、儲藏室 1 間、準備室 1 間及隔離室 1 間。

研究部編制 1 位專任統計研究人員，提供同仁統計分析之研究諮詢及資料庫相關之資料檢索與分析等服務。設置於大愛樓 3 樓之人體生物資料庫，提供院內研究人員申請收集臨床檢體與申請檢體出庫使用。

儀器設備有即時偵測聚合酵素連鎖反應儀、冷螢光及 UV 影像分析系統、冷螢光微盤分析儀、流式細胞儀、分光光度計。細胞培養設備有無菌操作臺、二氧化碳培養箱、螢光顯微鏡與數位照相系統、基因電轉殖系統、電動分注器。離心儀器設備有桌上型離心機、冷凍離心機、冷凍微量離心機。動物實驗設備有解剖顯微鏡、小鼠滾筒式跑步機。其他基礎及一般儀器有 PCR、DNA 電泳設備、蛋白質電泳設備、細菌培養箱，各式低溫冷凍櫃(-86℃、-20℃)、液態氮儲存桶、微量精密電子天平、水浴槽、乾浴器、純水製造系統、高溫高壓滅菌鍋、製冰機、烘箱、酸鹼測定儀、搖擺震盪器、石臘切片機。

醫療特色

本院於 2007 年 1 月 8 日啟用，首任院長許文林醫師致力推動防範疾病於未然的「預防醫學」理念，以神經、心臟、癌症等疾病治療為主軸的專科醫院為發展目標。預防醫學中心與神經醫學團隊攜手，以預防醫學和神經醫學、癌症為重點，建立中西醫結合照護醫療之典範。

2011 年 8 月 21 日，第一院區新醫療大樓正式啟用，證嚴上人、醫療志業執行長林俊龍，與時任院長的陳子勇共同為「守護生命」磐石奠基。2012 年 7 月 30 日，原大林慈濟醫院簡守信院長轉任本院院長，率同仁訂定明確工作目標：強化醫療品質項目，並逐步發展建立醫療科系特色。本院身為「健康促進醫院」，長期推廣健康檢查的重要性，宣導兼顧營養的素食，內外科醫師以豐富經驗處理急重症，急性後期照護病房提供術後復健，結合各種方式幫助病人重拾健康與信心。不論是安寧還是長照，病人在臺中慈院都能找到令人安心的「家」。

特色科系

經縝密規劃、人員招募與實際運作，本院逐步確立特色醫療，包括：聽語中心、視網膜病變、中西醫整合、乳癌照護、內視鏡超音波、克隆氏症、肋膜腔鏡、婦女泌

尿、微創手術及睡眠中心等項目。

1. 聽語中心

本院耳鼻喉部團隊自 2017 年起連續 3 年獲國家品質標章認證。2010 年成立「聽語及人工電子耳中心」，吳弘斌主任電子耳手術（人工耳蝸手術）的微創切口僅 2.5 公分、手術隔天即可開機，統計到 2019 年底完成近 200 例。另創新研發人工聽小骨合併植入式助聽器手術、植入式助聽器架橋手術等。

2. 視網膜病變

臺中慈濟醫院「視網膜照護中心」以急症、重症（難症）、罕病的照護為主要定位，致力於全方位的眼科疾患治療，尤其是黃斑部相關併發症轉診首選，成為各級醫療診所最強而有力的後盾。副院長蔡顯揚治療視網膜經驗及技術在臺灣眼科學界富有盛名，團隊有最先進的視網膜微創手術、高效率的各式診治儀器，並有治療罕見視網膜疾病的專家，與跨科部團隊整合診治程序，包括小兒眼科專業醫師參與，由醫病共同參與決策，標準化一條龍式的診查與治療就診流程。提供病患在同一次門診完成所有檢查，以及即時的雷射手術治療，實現快、精、準的高品質視網膜照護，打造最健全的照護環境。

3. 中西醫整合

臺中慈濟醫院 2015 年起設置中西醫聯合門診（包含：腦部外傷及中風、腫瘤、骨科、神經外科、皮膚科），並提出多項跨科研究計畫案。

4. 乳癌照護

（1）先進治療結合中醫─整形式保留手術、內視鏡微創手術是中心手術特色。結合中醫調理，減緩乳癌病人接受化療與抗荷爾蒙治療的不適症狀。

（2）團隊全方位照護─乳房醫學中心團隊包括：乳房外科、血液腫瘤科、放射腫瘤科、影像醫學部，及病理科、中醫部、復健科，共同為病人擬定全方位治療計畫。

（3）創新門診模式─針對癌症篩檢個案，獨創影像醫學醫師看門診，檢查與切片一天完成，提供專業簡便的諮詢。

5. 內視鏡超音波

腸胃內科 2016 年推出「內視鏡超音波及黏膜下剝離術」，以內視鏡超音波判定癌症分期（食道癌 / 胃癌 / 大腸癌），透過內視鏡黏膜下剝離術治療（ESD），早期腸胃道腫瘤沒有傷口即可根除癌症。

6. 克隆氏症

克隆氏症是一種自體免疫的疾病，因為白血球抵抗力不協調，而導致白血球自己去攻擊腸胃道，會造成腸道的自發性的潰瘍與穿孔，導致腸胃道一節一節的發炎，引發肚子絞痛、腹瀉。病情惡化後，腸道愈來愈狹窄，造成腸阻塞，更嚴重的話會造成腸子破洞，即使切除患部腸子，還是會反覆發作，是很棘手的疾病。

為搶救生命，臺中慈院成立克隆氏症照護醫療團隊，由大腸直腸外科與婦產科、泌尿科醫師共同手術，風濕免疫科調整免疫藥物。

7. 肋膜腔鏡

臺中慈濟醫院胸腔內科「微創肋膜腔內視鏡」以軟式內視鏡置入肋膜腔，進行引流或組織切片等處置，傷口小優於傳統胸腔鏡，既能精確診斷又可以減少病人全身麻醉過程產生的風險。取得組織後若確診為惡性腫瘤，還可進一步送基因或免疫檢測，達到精準醫療，讓病人獲得適切治療。即使是晚期合併轉移的肺癌患者，還是能獲得較好的預後，並維持一定的生活品質。

8. 婦女泌尿

在臺灣，大約每 10 位婦女就有一位有尿失禁的情

形，卻因為難以啟齒，不好意思出門也不敢求醫，平均只有不到 1/4 的病患會尋求醫療協助。本院泌尿科劉昕和醫師專業與細心兼備，提供婦女病患安心的醫療，以正確觀念面對，走出悶悶不樂的生活。婦女朋友可以在臺中慈濟醫院找到女醫師協助。

9. 微創手術

微創手術傷口小、出血少，恢復更快，是外科手術趨勢主流，但醫師相對必須有一定的技術。臺中慈院「微創手術中心」，由專業醫師執行包括：胸腔鏡手術、腰椎內視鏡手術、腰椎骨釘融合手術、靜脈曲張手術、心臟瓣膜及主動脈支架手術、大腸直腸手術、疝氣手術、減重手術、乳房腫瘤手術、甲狀腺手術、男性女乳及狐臭手術、消化道腫瘤手術、泌尿道手術與膝關節手術等。

10. 睡眠中心

臺中慈濟醫院睡眠中心通過臺灣睡眠醫學學會專業認證合格，並針對睡眠呼吸障礙病人擬定睡眠檢查室全方位照護方案，獲國家品質標章 SNQ 認證，讓病人獲得最佳照顧。專業跨團隊合作包括：胸腔內科的呼吸照護，耳鼻喉科的呼吸道狹窄進行手術治療，以及身心科醫師在失眠及認知問題上的照護，神經內科則是嗜睡神經、中風

的合作，並有牙科協助，加上檢查室跟睡眠技師強力支援，提供詳細解說，建立正確認知，以有效改善病人的睡眠問題。

獲高度肯定的醫療科團隊另有：（1）神經科—頭痛、頭暈、失智症、巴金森氏症等診斷與治療；（2）復健科—急性後期照護病房與兒童復健；（3）小兒科—母嬰親善。

重大手術

本院外科系施行各式手術，包括癌症切除、治療與重建都屬常規治療，各科醫療具高難度手術包括：

1. 心臟外科：

（1）微創手術，包括心臟瓣膜、二尖瓣修補、主動脈瓣置換、心臟多瓣膜等。

（2）微創心臟冠狀動脈繞道手術。

（3）主動脈瓣閉鎖不全之主動脈瓣修補術。

（4）胸部主動脈瘤手術。

（5）微創胸主動脈或腹主動脈支架手術。

（6）心律不整之迷宮手術。

2. 神經外科：

各式開顱手術，包括外傷性顱內出血、腦中風以及

腦腫瘤，另有脊髓內腫瘤手術、高位頸椎骨折與高位頸椎手術、三叉神經與顏面神經麻痺手術。

3. 一般外科：

（1）肝癌腫瘤切除手術。

（2）胃癌腫瘤微創切除手術（含複雜性病情難症）。

（3）乳癌腫瘤切除手術。

（4）胰臟癌 - 胰十二指腸切除幽門保留手術。

（5）腹腔內溫熱化療。

（6）減重手術。

4. 泌尿科：

腎臟移植手術、腎臟摘除手術、膀胱摘除、人工膀胱重建、攝護腺癌的根除手術、腎上腺腫瘤切除手術。

5. 胸腔外科：

食道癌食道重建手術、肺癌肺葉切除手術、縱隔腔腫瘤切除手術。

6. 耳鼻喉部：

（1）頭頸部癌症手術。

（2）經口甲狀腺內視鏡手術。

（3）音聲手術。

（4）經口雷射腫瘤切除手術。

（5）微創人工耳蝸植入術。

（6）耳咽管氣球擴張術。

7. 骨科：

（1）微創人工髖關節置換手術（前路或後路）。

（2）人工膝關節置換手術。

（3）骨盆與髖關節骨折復位固定手術。

（4）脊椎骨折復位內固定手術。

（5）脊椎畸型（側彎、駝背）矯正固定手術。

8. 大腸直腸科：

（1）各式大腸直腸癌症微創或切除暨重建手術。

（2）微創便秘手術。

（3）克隆氏症腸阻塞、腸穿孔、腸瘻管手術。

（4）腸造口手術。

（5）大腸癌腹內轉移減積手術合併腹內溫熱化療。

9. 眼科：

（1）複雜性視網膜相關手術。

（2）青光眼手術。

（3）斜視手術。

10. 婦產科：婦女癌症手術、生殖中心（含試管嬰兒）。

11. 整型外科：頭頸癌游離皮瓣手術。

慈善醫療

本院結合慈善與醫療的往診關懷，包括：居家往診（社區提報弱勢個案以及法親），還有居家打掃，甚至將關懷的層面擴及無家可歸的街友，2017 年起，歲末時分會給寒冬中瑟縮街角的遊民送上點心、熱湯與保暖物資，用心用愛讓他們的人生再次燃起希望。在非社區個案方面，社服室會安排出院後往診，慈濟基金會與醫院提供補助優免。

研發成果

本院醫師發表 SCI 論文刊登於國際知名醫療期刊，論文品質逐年提升：

1. **耳鼻喉部團隊聽語中心：**

許權振副院長〈使用次世代定序有助於基因診斷並為大前庭導水管症患者提供其耳聾致病機制之新發現〉論文，顯示次世代基因定序技術能有效通過識別，且能診斷出諸類型的基因突變，幫助診斷前庭導水管擴大症（Enlarged Vestibular Aqueduct syndrome）EVA 家族，並提供 EVA 致病機制的新發現。

2. **腎臟內科：**

陳一心主任〈白藜蘆醇在降低大鼠模型中造影劑腎

病相關的發炎體方面的作用機制〉論文，發現白藜蘆醇在大鼠 CIN 模型可能有保護力，因為相關的機制目前在細胞學以及動物模式都有學者正在研究，本論文提供了可貴的基礎科學資料，對於未來的研究有相當助益。

3. 泌尿科：

林殿璸醫師：〈FNR 依賴的 RmpA 和 RmpA2 調節肺炎克雷白氏肺炎桿菌莢膜多醣的合成〉論文，證實克雷白氏肺炎桿菌的莢膜多醣體與致病力和抗毒殺有關，藉由了解莢膜多醣體的調控機制，可進一步得知對抗或治療克雷白氏肺炎桿菌的方法。

本院耳鼻喉部團隊創新成果獲肯定：

1. 人工耳蝸手術：針對手術技巧再精進與開機時間進行研究，整理成多篇論文發表於國際期刊。

2. 耳咽管手術：整理本土性研究，建立中文化的「耳咽管功能障礙評量表」供國人使用，也證明耳咽管氣球擴張術有助提升手術成功率。

3. 美國耳鼻喉科醫學會（AAO-HNS）2019 年 8 月發表的最新版《突發性聽力障礙治療指引》（Clinical Practice Guideline: Sudden Hearing Loss（Update））中，臺灣僅有二篇研究論文被引用，主要作者為本院耳鼻喉部的吳弘斌、

周一帆二位醫師。

社區醫療

1. 義診：國內固定義診地點包括：移民署南投收容中心、苗栗卓蘭、臺中街友義診、苗栗南庄、臺中新社。海外義診曾赴柬埔寨、斯里蘭卡、約旦、菲律賓獨魯萬等地，以及前往緬甸自然禪修中心進行肺結核病患隔離與治療關懷。

2. 梨山偏遠地區醫療：本院自 2013 年度申請「無中醫鄉門診巡迴醫療服務試辦計畫」，單趟車程視路線，花費時間從 2.5 小時到 4 小時不等，中醫部醫師不分寒暑，每 2 週定時、定點提供醫療，只為守護偏遠梨山山區民眾健康，提升當地民眾就醫便利性及選擇性。

3. 兒童發展及復健中心：本院復健科「兒童發展及復健中心」設有兒童聯合評估中心，成員包括：兒童復健科、小兒神經科、兒童心智科等多位醫師，另有耳鼻喉部、兒童眼科醫師，物理、職能與語言治療師、臨床心理師、耳鼻喉部聽力師、社工師與個管師等組成專業團隊，共同為疑似發展遲緩兒童進行完整評估，並由復健科提供後續療癒服務，以期發育遲緩的慢飛天使能得到早期發現、早期治療機會。

臺中慈濟護理之家

臺中慈濟護理之家於 2014 年元月啟業，座落於臺中市潭子區，毗鄰臺中慈濟醫院，在蔥綠的大坑山腳下為大臺中地區民眾守護生命、守護健康、守護愛。

創設緣起

根據國家發展委員會的資料，臺灣已於 1993 年成為高齡化社會，2018 年轉為高齡社會，推估將於 2026 年邁入超高齡社會。到了 2065 年每 10 人當中，約有 4 位是 65 歲以上老年人口，而此 4 位中則即有 1 位是 85 歲以上之超高齡老人。這些數字指出臺灣人口的發展趨勢：高齡與超高齡者在整體人口結構中將佔有相當高的比例，隨著高齡化社會來臨、加上醫療不斷進步，致使慢性病及功能障礙之人口增加，隨之而來的長期照護問題的遽增，將嚴重影響家庭的生活品質，也將成為社會成本的一項龐大支出。

臺中慈濟護理之家護理中心的設立，主要目的是為了協助病情穩定，但日常生活及自我照顧能力有重度缺失，生活仍需技術性護理服務及生活照顧的病人或長者，透過專業照護服務，提供照顧需求者安全的居住環境。，在證嚴法師祝福下，臺中慈濟護理之家於 2014 年 1 月 8

日隆重揭碑啟業，定名為「輕安居」。

經營理念

「輕安居」啟業至今已經六年有餘，定位在營造「家」的感覺，雖然無法完全仿照每一位住民熟悉的「家」，但絕對可以讓他們有「安心、安全、安住」的居住品質，更讓住民接受優質照護、醫療與復健，並以讓住民能夠回歸家庭與社區做為團隊服務的最重要目標。團隊成員一直把護理之家，當成是自己的「家」共同努力、經營，希望讓住民長輩們都能夠「輕安自在」，同時也讓家屬放心把家人交給護家照顧。因此，護理之「家」所有設施皆以人性化的角度考量、設計；更藉由中醫、西醫、護理的整合，攜手為住民的健康把關。創造一個具有「家」味、「人」味的照護之家。

除營造溫馨、舒適的「居家」照護環境外，更依循「人本醫療、尊重生命」的照護理念，透過專業醫療照護團隊，提供專業的醫療照顧及身心靈的照護服務，以期增進或維持住民最佳自主功能，並鼓勵家屬共同參與照護，在充滿愛與人文的優質照護環境，協助住民盡早重返家庭、社區，回歸正常生活。

經營願景

護理之家秉承慈濟醫療「人本醫療、尊重生命」的宗旨，以住民為中心，提供尊嚴、價值及人性化之持續性照護。高空俯瞰臺中慈濟護理之家「H」型的外觀建築，完美呈現 Honor（尊嚴）、Health（健康）、Heart（溫馨）、Happiness（幸福）、Home（家）五大指標，期望以「家」為核心概念，讓住在這裡的長輩們都擁有尊嚴、健康及樂活，達到自立、自主、輕安自在的生活，團隊優質的照護讓住民接受舒適、安全的照顧，猶如在自己家一般的安心自在。

經營現況

本護理之家毗鄰臺中慈院，有完整的醫療體系作後盾，為住民提供跨專業照護。衛生福利部核定總床位數450床，住房區分為6個單位。至2017年6月止，開床數340床，平均佔床率為98%，其中包括25床社政床，提供由臺中市政府社會局與慈濟基金會共同照顧，且有長照需求之弱勢個案使用。

護理之家採跨專業的多元服務，提供24小時全天候專業護理照護，項目包含多元跨專業醫療服務、護理照護、生活照護、營養照護、休閒康樂活動、心靈關懷服

務、安寧照顧等。

　　證嚴法師期許臺中慈濟護理之家成為醫院與家庭間的「中繼站」，依住民的狀況為他們量身訂做專屬的照護策略，以達成順利返家的目標。2018 年更以護理之家為主軸，連結長照 2.0 政策，期望達到住民返家後仍有連續性照顧，透過長者在地老化之理念與社區共創雙贏。臺中慈濟護理之家建構出完整社區整體照顧模式，設有日間照顧中心、老伴兒照顧生活館、C 級巷弄長照站，除了提供多元長期照顧資訊外，對於機構內的返家個案，更提供連續性照顧服務。

營運業務

　　由於有堅強的醫療院所作為後盾，護理之家除了以延緩老化、健康促進為目標外，現階段已開設 350 床，統計 2020 年 1 月～ 9 月平均每月住民數 338 人，佔床率 96.57%，平均入住天數 120 天。護理之家的住民大多為高齡長者，65 歲以上者佔 86.2%。住民患有慢性疾病者居多，如高血壓、糖尿病、腎臟病等疾病，皆需要長時間就診與定期用藥。338 位住民中，同時患有 2 種慢性病的住民佔最多（28.4%），合併 3 種慢性病次之（22.5%），罹患 1 種者最少（22.2%）。這項數據也提供醫護照顧住民的

依據，讓守護健康更加扎實。護理師依據住民身體健康需求，對需要長時間使用藥物及門診追蹤者，會安排住民就診或洗腎，期許護理之家的住民可透過更全面的防護，讓住民住的安心又安全。

團隊成員

臺中慈濟護理之家團隊成員多數具有護理、健康照護乃至於醫療管理或人力資源等方面的專業，在學經歷上都有豐富的經驗，長照服務領域上更佳。在各職類的配比方面，為了達到全方位的照護，護理之家團隊成員包括護理師 67 名、照顧服務員 92 名、社工師 4 名，營養師 2 名、物理治療師 1 名、行政團隊 7 名。各職類、各領域都秉持協助合作精神，針對機構的發展進行討論，分享相關照顧措施，以達到優質的照護品質。為了提升更優質的照護服務，2016 年更引進多位具有護理背景的外籍照服員，這些來自不同國籍的照服員，突破語言上的隔閡，用愛細心的協助護理師，一起照顧住民長者的生活起居，長輩們在護理之家的生活有如含飴弄孫般的安逸。

特色與創新

「人本醫療、尊重生命」是臺中慈濟護理之家秉持的宗旨，證嚴上人曾慈示：「老年人就是應該在家享天倫之

樂，要跟家人多相處，護理之家應該成為醫院與家庭間的中繼站」，因此臺中慈濟護理之家透過專業醫療照護團隊，提供專業的醫療照顧及身心靈的照護服務，以期增進或維持住民最佳獨立功能，並鼓勵家屬共同參與照護，在充滿愛與人文的優質照護環境中，協助住民儘快回歸家庭、社區的正常生活。

為了實現對住民的「安全守護」，護理之家透過創意思維，制定住民轉運送等級，整合住民轉送急性醫療門診一條龍作業的服務流程，達到就診安全性的服務。由於全體同仁的用心經營，國家生技醫療產業策進會經過嚴格的訪查評選，2017 年 12 月 26 日臺中慈濟護理之家獲得 2017SNQ 國家品質標章長照類唯一的銅獎；2018 年獲頒臺中市政府衛生局「第一屆金照獎—卓越型住宿式機構」之肯定。至今護理之家年年屢獲佳績，原因在於護理照護團隊以「人」為初發心，讓每位住民都感受到「家」的溫暖。

（1）返家率特色

「SNQ 國家品質獎章」是針對服務品質指標的認證評比，目的在提升服務品質，透過服務流程的標準性、安全性與成效性（滿意度），建構一套全人的照護服務。因

此，受到 SNQ 國家品質獎章認證，就表示對服務品質的肯定，成績更加優越者取得「銅獎」，等於臺灣第一名的殊榮，「銀獎」表示是亞洲第一，「金獎」則是世界第一的最高榮譽。「SNQ 國家品質標章」於 2017 年特別增加「長照類長照服務組」的獎項，臺中慈濟護理之家有計畫地推動住民「返家率」，讓住民與家屬保持良好互動，積極回歸家庭及社區。

　　這項「返家率」是其他長照機構較少注意的特色，因此臺中慈濟護理之家得以獲得 2017SNQ 國家品質標章長照類唯一銅獎的殊榮。根據臺中慈濟醫院公傳室新聞稿轉述，臺中慈院副院長兼臺中慈濟護理之家負責人莊淑婷認為「返家率」是臺中慈濟護理之家自創的特色，目的是希望從醫療機構轉來的高齡住民，在接受護理之家照顧後，能重拾生活能力，早日回家團圓。

　　為了讓高齡住民順利返家，護理師、營養師與物理治療師透過吞嚥訓練、不同管路移除訓練、肌力訓練等等，讓長輩的身體功能越來越好。除此之外，為了讓住民返家後，依然有舒適且安全的生活品質，返家前，院方會實際到其家庭進行訪視，並協助將環境設施改造成適合長輩回家的生活空間。

　　臺中慈濟醫院品管中心主任林昌宏協助護理之家推動品質計畫，他認為護理之家的硬體與服務都有特殊之處，尤其緊緊掌握證嚴法師中繼站的期許而推動返家率，讓臺中慈濟護理之家有別於安養院，讓住民還有機會重返家庭，這是最讓人驚豔之處。

（2）安全就醫的創新流程

　　臺中慈濟護理之家擁有豐富且多元的資源，包括臺中慈濟醫院、復健設備、中西醫整合照顧、志工陪伴等，因此在就醫、洗腎、復健等項目，提供住民及家屬醫療照護極高的可近性與可及性的優質服務。大多數入住的住民，日常生活及自我照顧能力有重度缺失，且有多重慢性疾病需要就診的需求，因此透過專業醫療照護團隊，以期增進或維持住民最佳的獨立功能。

　　團隊秉持「想在最前，做到最後」的精神，在住民入住前透過跨團隊整合評估，了解住民身心靈及社會等多層面的狀態，並針對住民的狀況設計個別化的照護計畫，並特別重視從機構往返醫院之間的轉送安全，因此服務流程依照轉送前評估、轉送中、後等各關卡，逐一進行確認，以達到住民轉送的安全性。

　　就醫前，護理人員會先依照住民預計看診時間、科

別，填寫「就診聯繫單」。填寫完後，護理師再將住民健保卡與就診聯繫單一同放入「看診卡套」。並清楚標示看診院區、診間號碼、看診步驟，確保陪同就診家屬或志工可清楚了解。接著交給單位護理師簽收，照服員將名牌掛在住民輪椅右邊手把上，於看診時攜帶，照護人員於住民看診前須確認名牌是否有攜帶或掛在輪椅，並以輪椅或救護車進行轉運送。護理人員與家屬或志工當面交接，確認資料與用物均正確。為求工作人員與協助轉送志工共同重視住民轉送安全，因此拍攝錄影帶，將轉運送應確認之注意事項，透過影像更清楚了解如何執行，護理人員則透過教育訓練，使其知道確認步驟與方式，讓人員均能落實依標準執行。

這種創意思維係以「安全守護」為概念，制定機構住民轉運送等級整合住民轉送急性醫療門診一條龍作業的服務流程，以達到就診安全性。透過跨專業團隊的合作，以及血液透析室、復健科共同建構完整住民轉送急性醫療機構作業模式，在 2019 年 3 月以「降低住民轉送門診作業不正確率」為主題，參加臺中慈濟醫院舉辦的 TQM 活動，獲得第三名佳績。

社會影響

在山坡與田疇之間，臺中慈濟醫院從蔗田變成搶救生命的堡壘，多年來，醫護人員與志工深入社區「講健康」，把預防醫學變成和藹可親的自我照顧。從迷你的第二院區遷入嶄新的第一院區，擴大服務空間，也擴大服務範圍，發展全方位醫療專業；勇於邁向「醫病醫人醫心」的理想，與病患貼心，達到 200 分的服務！

作為慈濟在臺灣設立的第六所醫院，臺中慈濟醫院並非只是看病，而是以「看健康」的醫院為發展目標。只在醫院守候病患是不夠的，還必須主動創造健康環境，深入社區衛教或健檢，朝「上醫醫未病」的醫者標竿前進。慈濟醫療志業執行長林俊龍表示：「在後山蓋醫院，是為了補足醫療資源；在都會區蓋醫院，則是為了找回溫馨的醫病關係。尖端的技術與儀器都不是唯一，透過醫療行為傳遞人文關懷，才是慈濟的特色」。

一、搶救生命

臺中慈院位處臺灣中部人口稠密的都會區，經常會有極為嚴重的病患需要緊急處理，以下僅舉四個案例。

交通意外重創 癒後看見自我價值

2007 年 4 月 2 日傍晚，一位媽媽騎機車載著女兒往

回家的路上行進，一輛自小客車車門突然打開，女兒被摔在濕淋淋的路面，後面急駛而來的汽車前輪輾過她的腹部，送到臺中慈院時，雙腳已經完全不能動彈。

手術搶救得宜，女孩恢復得很好，但復健之路充滿艱辛。術後首次下床，前後就花了 30 分鐘，穿著鐵衣（金屬背架）的她，全身都很痛，大哭大鬧，吵著要回病房。所幸，經過休學與不斷的復健，讓她的人生觀大為改變，跟媽媽感情更好，兩人無所不談。

女孩後來就讀廣告設計科，曾代表學校參加繪圖競賽，獲全區學生美展佳作的殊榮，並將生平第一個得獎的作品贈送給當年將她的生命搶救回來的江俊廷醫師。

孕婦車禍急搶救 團隊共創奇蹟

2012 年 2 月 1 日，一位懷有 29 週身孕的婦女騎機車返家途中，被突然打開的車門碰倒，再遭後方貨車撞上，翻滾路旁。臺中慈院醫療團隊接力搶救內臟大出血的媽媽，剖腹取出嬰兒送至小兒加護病房，醫護同仁日夜守護，愛的日誌記錄小朋友的成長點滴，替他加油打氣，母子先後平安出院，並於 4 月 2 日返院向醫療團隊感恩。

心臟急重症襲擊 醫護 30 小時手術守護生命

病人突發胸痛、全身冒冷汗來到急診，檢傷竟量不

到血壓，檢查發現「急性主動脈剝離」與「根部主動脈瘤」兩種急重症同時發生。臺中慈院醫護團隊搶救生命大作戰，當時心臟外科主任余榮敏更是超過 30 小時不眠不休，動了兩次手術才戰勝破百死亡率，救回病人。

手術團隊一站就是 24 小時，病患轉進加護病房後，余主任仍守護在床側，他擔心的術後出血，幾小時後果真發生了。病人血壓下降，馬上再展開第二階段六小時的止血。醫護人員前後超過 30 小時兩次手術搶救，輸血至少 10,000 毫升以上，相當成人血液量兩到三倍，終於戰勝超過百分之百的死亡率，順利成功守護病人生命。

跨團隊搶救重創女 七科聯手再造生機

一位 20 歲的孝順女孩，平日打工減輕家中經濟負擔，2019 年 11 月 15 日騎機車載媽媽回診，不慎撞上山壁。救護車將受傷母女送抵臺中慈院，醫護團隊電腦斷層檢查確認女孩左腎與脾臟大量內出血，持續不中斷急救與輸血，雖然兩度失去心跳、血壓，但團隊仍全力搶救，直到心跳恢復馬上送手術室開刀。

臺中慈院團隊緊急切除脾臟與左腎保命，還突破治療過程中所有波折，終於在 2019 年 12 月 6 日舉辦感恩重生會，慶祝女孩平安出院也送上祝福，媽媽哽咽感恩，謝

謝醫護團隊把獨生女搶救回來。

主刀的一般外科醫師陳家鴻表示，強烈撞擊使病人左腎與脾臟嚴重破裂，不得不切除，前後輸血將近 7,500 毫升，相當於一個半病人的血液量，手術過程中，心跳與脈博從無到有，讓團隊感受生命的奇蹟。

二、健康促進

臺中慈院剛啟業時，醫護人力吃緊，卻要包辦衛教課程規劃、場地籌備等事務，下班後或週末假日，趕去社區分享，忙到沒日沒夜。時任院長的許文林醫師，著手規劃「預防醫學志工」招募與培訓，2007 年 9 月成立預防醫學關懷志工團隊，駐守在院區的門診衛教室、諮詢服務櫃檯等，或跟著醫療團隊外出舉辦講座及篩檢，團隊甚至在講座後跟著居民返家探視生病的親人。因篇幅關係，下表僅列出服務人數較多的活動。

臺中慈院主要社區服務場次及人次（2007 ～ 2019）		
活動類別	場次	服務人次
門診團體衛教	2,286	54,121
社區衛教活動－醫學講座、團體衛教	1,226	105,669

學校與機構衛教活動	215	28,106
社區活動（包含：清水骨捐驗血活動、社區志工聯誼-生命故事等）	556	36,819
機構關懷	643	25,951
健康諮詢活動	1,148	155,277
保健志工培訓活動（課程）	96	26,937
流感疫苗施打（至社區、機構或學校）	242	54,911
戒菸、酒、檳榔活動	141	12,267
無中醫鄉巡迴醫療	237	4,238
義診	321	11,567
社區健康篩檢	167	12,060
癌症篩檢活動（社區）	101	13,369

三、扶助弱勢

臺中慈院秉持慈善濟世理念，對於弱勢群體的健康守護不遺餘力，特別是身心障礙者、重大貧病患者。

守護慢飛天使始終如一

身心障礙者就醫並不容易，需要更多耐心、愛心，老師與家長最清楚。臺中慈院多年走來始終如一，每年與人醫會、慈青團隊，攜手守護「信望愛智能發展中心」慢

飛天使，多年合作，相互成就人世最美的風景。

2007 年 11 月 18 日，臺中慈院與信望愛智能中心首度攜手合作，為 100 名身心障礙大小朋友舉辦義診活動。除了臺中慈院醫護同仁，還有中區慈濟人醫會的醫護人員參與服務。為了減輕家長的負擔，此次還動員慈少與慈濟志工，每位家長與學員至少有三位志工陪同照料，讓家長十分感動。

信望愛的學員都是需要照顧的身心障礙兒童或成人，針對這群「醫療弱勢」族群，臺中慈院以社區服務的角度，結合在地機構，希望運用雙方的資源與力量，提供這群孩子與家長，享有一個舒適、安心的就醫環境。

天助自助　癱男努力新生

一位脊髓損傷病人在 20 歲時自高處跌落，胸椎以下癱瘓無力，臥床 10 餘年，直到慈濟社區志工 2015 年訪視，通報他雙腳萎縮潰爛，臺中慈院接續醫療關懷。

2015 年 9 月 19 日，簡守信院長與傷口照護師張華茹首次到病患家探望，並著手清理病患幾乎沒有一塊完好的雙腳皮膚。簡院長邊示範做法，並詳細說明清洗步驟。照顧傷口經驗豐富又熱心的張華茹持續關懷，隔日再前往指導病患母親正確清洗方式。復健科蔡森蔚主任接棒傳愛，

實際勘查住家並規劃居家無障礙空間，安排復康巴士載患者前往臺中慈院住院，照護傷口、展開復健。

臥床 12 年的他，首次看見家門外的世界，他當下決定把握機會做復健，揮別望著天花板的日子。如今他每週固定出門到醫院復健，還接受中醫針灸，電動輪椅可以任意選擇移動方向，終於翻轉人生，揮別 4,000 多個看天花板的日子。他鼓勵身處人生絕境的人永遠不要放棄希望，因為社會處處有愛，有愛的地方就會有奇蹟。

慈善醫療愛接力　腳踏實地翻轉人生

一位婦人在國中時因車禍右腳受傷，不良於行 30 餘年。2012 年，慈濟人前往訪視，發現她跟年邁母親相依為命，持續探訪關懷，慈濟人醫會則幫助、鼓勵她接受治療，並更積極與臺中慈濟醫院聯繫，啟動善的循環。慈善、醫療啟動愛的接力，讓她翻轉出嶄新人生。

2015 年 9 月，社區師兄姊載她到臺中慈院看簡守信院長門診，並做影像檢查，11 月簡院長帶著 X 光片登門往診，說明關節磨損情形，建議考慮開刀矯正，但她擔心手術住院，老母親將無人照顧。簡院長表示可安排媽媽入住慈濟護理之家，無後顧之憂的她終於點頭決定開刀。開刀後將近三個月極其辛苦的復健，復原良好。2017 年 1

月，她出席臺中慈院十周年院慶典禮，親自向慈濟人表達感恩，讓她有重新腳踏實地的機會。

四、人本醫療

臺中慈院 2007 年啟業時即規劃「共乘車」，服務方圓 10 公里的社區民眾；西至西屯區、北至后里、東至石岡，南至太平、大里等多條路線，方便行動不便、長輩及偏遠地區鄉親就醫，也可節能減碳。2010 年底新院區啟用，擴大服務範圍，共乘車路線也拓展至三義、后里、東勢等交通較為偏遠的山城，目前每月搭乘約近千人次。共乘車將社區與醫院的距離拉近，也增添溫暖氛圍。

路彎彎　醫路行

梨山曾經是臺灣群山圍繞的世外桃源，更是中部開發最早的風景區，以及中部橫貫公路最熱鬧的旅遊轉運中心。但 1999 年的 921 大地震後，中橫公路柔腸寸斷，梨山從此成為孤島，經過十多年，目前當地仍有一萬多居民，醫療、物資缺乏。本院中醫部前往勘查和義診後，決定突破窮山惡水和迢迢長路的阻礙，於 2013 年 2 月到梨山首設中醫門診。

為了讓居民能享有良好的醫療服務，臺中慈院展開梨山巡迴醫療活動。只要天候狀況許可，醫療團隊每半個

月一次，定期前往梨山服務筋骨痠痛及慢性疾病患者，宣導中醫養生保健觀念，以改善居民健康。

臺中慈院的「無中醫鄉門診巡迴醫療服務—梨山中醫門診」，從 2013 年 2 月到 2020 年 12 月，累計開設 253 診，服務了 2,599 人次，這份奔馳在偏鄉崎嶇山路上的醫療之愛，仍在蔓延擴大中。

跨海護送愛相隨 家屬無盡感恩

來臺旅遊的一位老先生突發腦幹中風，2012 年 5 月 8 日住進臺中慈院，醫療團隊穩定他的生命跡象，但肺部舊疾導致病情起起伏伏，呼吸器歷經三個月仍未能成功脫離，家屬決定帶他搭機返鄉。簡守信院長極為重視，派醫護人員跨海護送病患，並寫信給當地接手醫院的院長，鄭重託付老先生的健康，也將慈濟醫療人文傳遞到對岸。

仁愛之家好鄰居 轉動健康

臺中市立仁愛之家專責收容孤苦無依、乏人奉養而生活尚可自理的低收入長者，機構內雖有派駐公衛護士，但住民若有醫療需求時得出外就醫。仁愛之家蘇淑貞主任參訪臺中慈院時，表示期待仁愛之家的照顧功能能增加健康促進元素。2015 年 8 月，簡守信院長帶領人文室與社區醫學部同仁至仁愛之家，實地了解環境與照顧情況後，

表示臺中慈院將盡全力協助住民醫療、復健，並推動健康促進活動。

　　基於慈悲善念，臺中慈院與仁愛之家、衛生福利部中央健康保險署中區業務組建立共識，規劃於仁愛之家設置門診，提供 200 多位住民更便利的醫療照護，並進行長者失智症篩檢，提供生活起居體適能治療，讓長者有較適切的照護，活得更有尊嚴、更為健康。

　　因緣俱足，2015 年 12 月份的第一個週三開始巡診業務，由神經科主任曾啟育率先設置門診，就近觀察長者生活模式，以評估醫療需求。復健科主任蔡森蔚亦參與巡診，評估長者的復健需求，更積極安排就醫，協調治療師進行治療計畫；此外，還有藥劑部亦提供「門診餐包」給藥服務。

　　仁愛之家的住民相對孤單，因此看到醫師都很高興，即使只是與他們多講一點話，他們就很快樂。慈濟醫院能做仁愛之家的照顧後盾，填補社會與家庭照顧的不足，更凸顯其社會實踐的意義。

　　臺中慈濟護理之家也傳承慈濟醫療精神，透過專業照護，營造溫馨、舒適的「居家」環境，以期增進或維持住民最佳獨立功能，協助住民儘早重返家庭、社區。護理

之家除提供醫療照護服務外，亦配合政府的社福與長照政策，積極和社區團體結合舉辦活動，如社政床位的設置、國內外各級學校參訪或政府單位學術交流。

　　臺中慈濟護理之家以臺中慈院醫療團隊為後盾，提供高齡住民多元照顧，包含中西醫整合、復健等，從健康促進的角度，建立住民自立自主、輕安自在的護理照護環境，並有龐大志工團體支持付出，因此獲得各級學校、機關團體青睞，更是大陸長照發展重要交流之地。2016 年鄰近新興國小學生參訪並參與老幼共學活動，2017 年臺中慈院「急性後期照護計劃」，榮總及衛福部醫護團隊前來取經，2018 年臺中慈濟護理之家更與大陸南京鍾山頤養園簽訂姐妹機構，進行雙方人員培訓與經營管理之交流，期許共同為兩岸長期照顧事業努力，這些成果彰顯臺中慈濟護理之家在長照領域的實力。

　　為落實人本關懷，臺中慈濟護理之家從 2016 年 4 月開始，與臺中市社會局簽訂「失依及失能弱勢個案收案照顧服務契約書」，協助政府推動社會福利政策，由臺中市社會局、臺中慈院和慈濟基金會，資助照顧弱勢需要扶助個案計畫，也是全國護理之家唯一的一項慈善計畫。2019 年簽訂 25 床免自付額床位（簡稱社政床）及 3 床一般性

安置床位，截至 2019 年 4 月，這項計畫共造福 821 人次。

本章呈現臺中慈濟醫院慈悲濟世理念的社會實踐，從巍峨的中央山脈到水天一色的海邊，臺中慈濟醫院提供無數個人和家庭的健康照護，減少許多鄉親的病苦，為生命帶來機會與尊嚴。

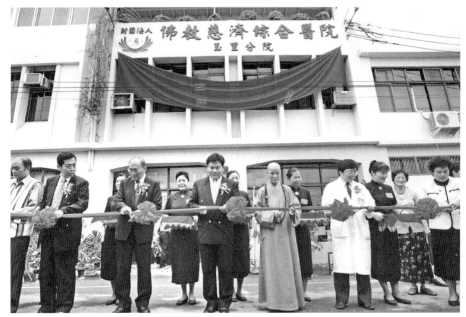

花蓮玉里慈院啟業典禮（慈濟花蓮本會提供）

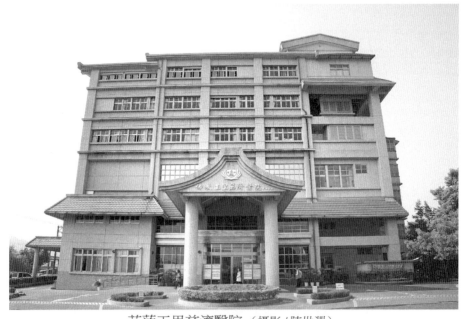

花蓮玉里慈濟醫院（攝影／陳世淵）

第❺章
玉里慈濟醫院

玉里慈濟醫院院長室

　　花蓮縣幅員遼闊，是臺灣面積最大的縣份，土地面積 4,628 平方公里，呈狹長狀，南北長約 137 公里，東西寬 43 公里，屬多山地形，全縣平原僅佔 10% 面積，呈南北分布的中央山脈和海岸山脈，將縣境區隔成為花蓮（奇萊）平原、花東縱谷和海岸地帶。花蓮縣目前（2020 年 11 月）人口 324,501 人，主要集中在花蓮平原和花東縱谷平原，特別是花蓮市和毗鄰的吉安鄉，聚集了 18.6 萬人。

　　花東縱谷平原以玉里鎮 23,381 人最多，其餘城鎮一至二萬人不等，屬於山地鄉的萬榮、卓溪二鄉只有 6 千人多一點，人口最少的海岸地區豐濱鄉，只有 4 千多人。

　　由於多山地形和人口稀少，特別是遼闊的山地鄉，加上以農為主的經濟型態，無法引入足夠的醫療資源，整個花東縱谷平原臺九線公路，醫療資源極度缺乏，長期以來除了以服務榮民為主的玉里榮民醫院之外，沒有其他大型的醫院。直到 1999 年 3 月 15 日，玉里慈濟醫院啟業，

至今 20 年來，猶如照亮臺九線醫療的白色燈塔，守護著花蓮南區鄉親的生命與健康。

大愛電視台於 2009 年 1 月 5 日至 2009 年 2 月 18 日，每天晚上 8:00 播出共 45 集的《臺九線上的愛》，固然是以玉里慈濟醫院張玉麟院長真實人生為主軸的電視劇，但何嘗不是在訴說著 1970 年代以來，在臺九線上所有醫護人員的傳奇故事。這個傳奇緣起於當地一位熱愛生命、心中有愛的醫師和家人的慈悲心願。

發展緣起

玉里慈濟醫院的前身是鴻德醫院；鴻德醫院的創辦人曹葦醫師，與太太曹陳靜枝師姊共同牽起了慈濟醫療扎根玉里的深緣。

慈濟功德會於 1966 年成立，曹陳靜枝師姊於 1968 年就加入慈濟，是非常資深的慈濟人。原本在玉里榮民醫院服務、專長外科的曹醫師，也在夫人的影響下開始接觸慈濟。1973 年 10 月娜拉颱風侵襲東臺灣，玉里鎮災情嚴重，災後曹醫師夫妻投入救災與義診，曹醫師從此積極參與慈濟的義診工作。

對於東部地區民眾的醫療缺乏，曹醫師與夫人感受

深刻，遂於 1974 年離開玉里榮民醫院，於玉里鎮民權街
56 號開設鴻德醫院，上人頒贈「佛教慈濟功德會貧民施
醫」牌匾。從此之後，只要是慈濟轉送的個案，鴻德醫院
一律免費診治。居住在花蓮縣南區各鄉鎮，接受功德會慈
善濟助的鄉親，如有病症也都由曹醫師免費診治。有一位
在農場做臨時工的先生，掘草時遭毒蛇咬傷，因無錢就
醫，自行以草藥敷傷口，竟致整隻手臂長蛆潰爛。後來，
在慈濟委員多次上山與之溝通，請曹葦醫師為其手術，才
保住性命。

　　在花蓮慈濟醫院建院期間，鴻德醫院也正因病房擴
建而資金吃緊，但曹醫師夫婦還是陸續捐款 140 多萬護持
花蓮慈院建院。1986 年 8 月花蓮慈濟醫院啟業後，醫師
人力缺乏，曹醫師每週義務從玉里前往看診，持續三年之
久，後因腳趾病變，做了截趾手術後才不得已停止。

　　曹醫師在手術住院期間向前來探視的上人說：「師
父，鴻德醫院跟您很有緣，假如有一天……我希望將鴻德
醫院交給慈濟，讓慈濟來照顧玉里的民眾」，上人則安慰
曹醫師，請他放心：「關懷、尊重生命本來就是慈濟的職
志，我們一定不讓你操心」。

　　誰知無常突然來臨，1992 年 5 月曹葦醫師發現罹癌

末期，同年 12 月病逝，享年 63 歲，鴻德醫院由自美返臺的兒子曹克農接手。幾年下來，環境和人事變化讓經營更加困難，靜枝師姊與兒子順遂曹醫師請託上人的約定，而上人亦深感花蓮南區醫療資源的欠缺，並信守對曹醫師的承諾。1998 年 12 月，鴻德醫院結束伴隨鎮民成長、搶救生命的 24 年歲月，轉由慈濟醫療志業承接。

當時負責籌劃玉里慈院相關事宜的花蓮慈院泌尿科主任郭漢崇醫師表示，慈濟醫院很多病人來自卓溪、成功、大武、太麻里等地，一趟門診來回就要一整天時間。郭醫師估算，從玉里鎮到花蓮市 87 公里，相當於臺北到苗栗的距離，往返兩地路程太漫長。玉里慈濟醫院的成立，正好能為花蓮縣南區的民眾提供更好的醫療服務。

1999 年 3 月 15 日，承繼鴻德醫院的玉里慈濟醫院，在社區的期盼與眾人的掌聲中熱鬧啟業。首任院長由當時的花蓮慈院陳英和院長兼任，心臟內科王志鴻醫師為副院長。原鴻德醫院有十多位員工決定繼續留任，包含張鳳岡與楊行樑兩位醫師。為了維繫綜合醫院的規模，花蓮慈院全力支援，由 30 多位醫師定時到玉里慈院駐診，提供 17 種科別的門診服務，在當時也是花東縱谷間唯一擁有電腦斷層攝影的醫院。自 8 月 1 日起開始急診與住院業務，8

月 17 日起由王志鴻副院長接任院長，帶動全院積極投入與社區鄰里互動。

在慈悲濟世的願力下，本院擔負起大玉里地區守護生命、長養慧命的重責大任。2000 年 8 月 22 日碧利斯颱風來襲，是所有資深同仁難忘的記憶。當碧利斯颱風還在外圍徘徊時，玉里大橋附近的高壓電塔就已經被強勁的風力吹斷，全鎮都斷電，所幸玉里慈院緊急啟動柴油發電機，因此未受到太大影響，並趁著風雨尚未侵襲玉里前，勸導病情較輕的病人返家療養，剩下的病人也移至遠離門窗的病房。

經過一夜折騰，隔天同仁仍然早起清掃環境，大家知道連醫院都受損嚴重，一定會有許多民眾受傷。到了開診時間，急診果然陸續湧進人潮，門診系統也順利運作。中午用餐時間，楊行樑醫師的太太和廚房同仁特別準備熱食要幫大家打氣，但同仁都忙著手上工作，請志工先將午餐給民眾享用，忘掉自己也是餓著肚子。

院舍老舊、滲水等問題在颱風過後更形嚴重，且無法更新軟硬體設備，因此決定搬遷。林秀枝師姊四方奔走，總算找到適合的建地，2002 年 1 月 6 日舉行遷建動土典禮，暫停住院服務，但門診照常。

　　雖然建院經費有慈濟人護持，但在地人也想盡一分心力，因此當地志工和醫院同仁共同發起一系列的募款活動，除了玉里五穀粽、瑞穗饅頭、三民草仔粿等「建院三寶」，還有竹筒飯、蒲扇義賣，同仁還北上大愛臺打廣告，歡迎踴躍訂購。同仁利用下班時間或是假日相約去敲竹筒、包粽子，幫忙打包宅配、義賣，忙得不亦樂乎。

　　義賣一開始，志工們抱著想捐一張病床的心念，但隨著響應和投入的人愈來愈多，願也愈來愈大，從一張病床變成捐一間病房；甚至還有民眾將整片南瓜田讓同仁採收來義賣，無不就是想為這間屬於玉里的醫院出一點力。

　　新院區為地下一層、地上六層的唐式建築，不論室內戶外都以「人」字收邊，處處呈現「以人為本」的慈濟理念。2003 年 9 月 22 日，新院區正式啟用，維持一般病房 46 床、加護病房 6 床的規模，以醫學中心的專業水準經營地區醫院。舊院區則變身為玉里社區的慈濟靜思堂，於 2010 年 3 月 15 日正式啟用。相距不到五分鐘的距離，玉里慈院的新舊院區，在臺九線上守護著花東縱谷鄉親的生命與慧命。

醫院規模

1999 年 8 月，院長一職由花蓮慈院王志鴻醫師兼任，神經外科的張玉麟醫師於 2003 年接任副院長，2005 年承擔院長至 2018 年 7 月，2018 年 8 月起由副院長陳岩碧醫師接任院長至今。

歷屆院長與任期

1999.03.15~1999.08.17	陳英和（骨科）
1999.08.17~2005.05.22	王志鴻（心臟內科）
2005.05.22~2018.08.01	張玉麟（腦神經外科）
2018.08.01~ 迄今	陳岩碧（內科）

本院於 1999 年啟業時，全院員工 54 人，包括主治醫師 8 位，總病床數 21 床；至今（2020 年 3 月），全院共 148 人，主治醫師 15 位，總病床開立 36 床。啟業至今 20 年，全院員工人數增加 2 倍，醫師人數增加 1 倍，床數增加 70%。

交叉訓練　隨時補位

玉里慈院的護理人力從啟業至今仍面臨不足，最大的挑戰一直都是缺人力，以及留才不易。因此每年參與慈

濟六院聯合招募，其中一個目標放在公費生的招募。但許多護理畢業生服務兩年期滿後，想去比較繁榮的地區或是回家鄉，造成護理人力的流動。

玉里慈院原本編制一般急性病床 46 床、加護病床 6 床，加上產房、急診、開刀房及門診需求，至少需要 37 名護理人力，但招不足額時不得不縮減床數，幸好尚有實習護士及佐理員協助，才得以運作平衡。

身為地區醫院，同樣要有急診、重症加護、門診、病房、手術室等次專科護理人員，人力不足將造成訓練上的困境。但玉里慈院護理科累積多年的經驗，以最好的方式因應：即「交叉訓練」。

玉里慈院從 2007 年開始嘗試推行護理交叉訓練，最終目標，就是讓護理同仁能夠到任何一個單位支援。病人從住院到出院，護理同仁就「從頭跟到尾、從頭服務到腳」的給予照護。交叉訓練的成效明顯，讓全院護理人力的運作更加靈活。督導舉例，2012 年急診只剩下兩名護理師輪班，面臨嚴峻考驗，於是請病房區受過急診訓練的三名同仁支援，同仁也能快速上手，讓招募人力的空窗期不致影響醫療作業。

門診齊全　急診無休

　　玉里慈院門診有內科、家醫科、放射科、骨科、眼科、牙科、耳鼻喉科、泌尿科、神經內科、婦產科、復健科、一般外科及中醫科，欠缺醫師的門診科別，則由花蓮慈院全力支援。

　　花東縱谷開闊筆直的公路和險峻的山區，是車禍與意外等急難事故的頻發地區，急診成為玉里慈院守護生命的重要關口。自啟業第一天開始，玉里慈院的急診就全天24小時不停歇，雖沒有急診專科醫師，但由神經外科、骨科、外科、內科醫師輪值急診。

　　於2014年獲得醫師公會全聯會頒發「臺灣醫療典範獎」的張玉麟院長，寧願是照亮黑暗中的一根小蠟燭，也不願成為日正當中的大火炬，因為他深知東部山地偏鄉病人經常忍了很久，最後不得已才下山看病，而且花東縱谷長路迢遙，急重症患者迫切需要玉里慈院這樣的中繼站，因此即使身為院長，仍然需要至急診室輪值。

設備與服務

　　玉里慈院門診專科齊全，檢查及手術的醫療設備也盡可能同步到位，包含如：二五六切電腦斷層全身掃瞄儀、彩色心臟掃描儀、骨科關節鏡，甚至於2008年1月

添購體外震波碎石儀器，讓花蓮南區鄉鎮罹患腎結石和尿道疾病的鄉親，可就近在玉里慈院接受與醫學中心同等級的服務。

人力比較（啟業當時與目前）

年度	1999 年	2020 年
醫師	8	15
護理	9	45
護佐	14	24
醫技	7	20
行政	16	44
合計	54	148

2003 年 9 月 22 日，玉里慈院在緊鄰縱谷公路旁的現址建立新院區。新院區的啟用及醫療設備與醫護人員的增加，提升玉里慈院的醫療照護品質和容量，因此門診人數從 2003 年以前大約 8、9 萬人次，2004 年開始急速增加至超過 10 萬人次，急診從 2005 年就突破 1 萬人次，2016 年甚至高達 12,081 人次。下表的數據顯示玉里慈院確實成為玉里地區鄉親及遊客生命與健康的守護者。

醫療服務統計（2000 年 ~2019 年）

年度	門診人次	急診人次	住院人次	手術人次
2000	92,843	3,560	557	--
2001	88,105	1,919	368	--
2002	83,331	1,199	199	--
2003	78,676	2,805	464	290
2004	110,876	8,903	2,318	886
2005	104,891	10,454	2,333	701
2006	109,958	10,841	2,030	1,060
2007	101,172	10,309	1,555	790
2008	108,713	10,014	1,579	985
2009	111,382	10,822	1,321	807
2010	103,621	11,320	1,139	646
2011	105,796	11,875	969	476
2012	105,598	11,716	1,040	488
2013	105,847	10,937	938	551
2014	107,762	11,045	1,323	809
2015	110,042	11,746	1,375	776
2016	102,810	12,081	1,241	757
2017	97,841	11,765	1,224	672
2018	95,516	11,466	876	755
2019	98,097	10,024	862	915
合計	2,022,877	184,801	23,711	12,364

醫療特色

南花蓮急重症樞紐

　　玉里慈院結合腦神經外科、骨科、腸胃外科、婦產科、麻醉科、心臟科及腸胃內科，組成急重症醫療小組，所有醫師均 24 小時待命。現階段急診量平均每日約 30 多人，量雖不大，但仍維持內、外科各一位醫師在急診服務。截至目前為止，包括因車禍、意外、中風、腦溢血及腦動脈瘤破裂等腦部手術已超過百例。即使在醫院滿床時，或遇緊急狀況如：主動脈弓破裂需心臟血管外科醫師時，仍盡全力穩住病人，再行轉診，充分發揮第一線醫院的功能，增加搶救生命的機會。玉里慈院步步踏實做，一步一腳印承擔急重症醫療，因此獲衛生署指定為花蓮南區緊急醫療責任醫院，承擔中度緊急醫療救助。

晨間門診 疼惜鄉親

　　玉里鎮是全臺最大的稻米產地，鎮民大多維持日出而作的農村作息。基於地方特性，玉里慈濟醫院自 2003 年 10 月起，配合鄉親步調，首創從 7:30 就開始看診的晨間門診，有些診間甚至在 7 點就要報到，方便早起民眾、上班族、學生就醫拿藥。這些措施對醫護人員的體力是一種考驗，但彰顯出玉里慈院對鄉親的疼惜。

每週居家關懷 一年繞臺灣三圈

2001 年 6 月，玉里鎮三民里里長夫人提報一個行動不便、嚴重褥瘡的個案給玉里慈院。病人的傷口像碗那麼大，因為已中風躺床十多年，先生喑啞，兒子有智能障礙，無法適切照顧，導致個案嚴重營養不良。玉里慈院團隊前往探視後，張鳳岡醫師趕緊安排救護車送院治療，出院後也持續每週前往關懷。自此，居家關懷服務已成為本院的傳統。

居家關懷隊伍的組合是一位醫師、一位護理師、社工、一位總務或行政兼司機，社區訪視志工也會隨行。雖然人力吃緊，但是玉里慈院全院都知道，這是一定要做的事！

玉里慈院居家關懷的對象，除了慈濟照顧戶、貧病者、獨居長者，後來也延伸至出院後的慢性患者和長期臥床者。玉里鎮及鄰近的卓溪鄉、瑞穗鄉、富里鄉、萬榮鄉馬遠村、紅葉村都是關懷的範圍。地廣人稀，每一趟來回少則 3、40 公里，遠則要 100 公里，每次安排 3 至 5 戶，一年走訪近 240 戶家庭。粗略估算，每年居家關懷的里程數相當於繞臺灣三圈。

有一些家庭的狀況如果沒有親眼目睹，無法想像所

謂「苦無出期」的描述，一次一次走入這些家庭，只希望能為他們多做些什麼。瑞穗有一家五口全部為智能障礙，醫院同仁跟著慈濟志工去關懷，協助將他們安置到收容機構。富里鄉永豐村有一位先生容貌全毀、眼睛失明，乍看之下讓人卻步，其實他曾是英勇的海軍陸戰隊，容貌因故受毀，居家關懷團隊定期去探望，安定他的心靈。

居家關懷也可以直接改善病人的健康與生活。富里鄉東里村一位先生，因為糖尿病足被醫院宣告雙腳都要截肢，但張鳳岡醫師去看視後，決定接他回院做治療，持續幫他換藥後終於保住雙腳。也曾經尋址找到一個兩坪大的小木屋，門窗緊閉，怎麼敲門都沒人應，從旁邊看才隱約看到有人影，進去後發現原來兩夫妻躲在屋裡燒柴火取暖，幸好沒有變成一氧化碳中毒，不過發現太太有些氣喘，就趕快帶她回醫院治療。出院後，又送他們棉被度過寒冬。

居家關懷是玉里慈院結合慈善美意、體察病苦，從醫療延伸而來的關懷模式。早期帶隊的張鳳岡醫師、張玉麟院長，到後來的「大李醫師」李森佳醫師，自2017年起，因大李醫師往生，由弟弟「小李醫師」李晉三醫師接棒。這些大醫王都是證嚴法師所讚歎的人醫典範。

　　長期深入社區、部落定期關懷，雖然未必能立即改變照顧戶抽菸、喝酒的習慣，但是多一分叮嚀，總是多一分關懷。健康促進中心同仁說：「病患看到醫師、護理師利用自己的休息時間上門來看診，甚至還直接幫忙掛號、協助就醫，久了還是會感動的」。

社區醫療

　　1999 年 5 月 4 日，玉里慈院為服務偏遠地區及部落民眾，深入花蓮南區各鄉鎮、部落，提供免費成人健康檢查服務，落實預防保健工作。醫院於啟業一個多月後即開始社區醫療服務，且陸續從成人向下擴展至中小學生，向上至銀髮族的疫苗施打，持續支援學校及社區之衛生保健相關講座。此外，也推動社區健康營造，假日時跟隨國際慈濟人醫會前往東臺灣偏鄉進行義診往診。

社會影響

一、搶救生命中繼站

　　2012 年某日清晨，救護車送來一位心臟衰竭的病人，到達玉里慈院時已沒有生命跡象，且呼吸停止。當時值班的陳岩碧醫師和兩名護理同仁立即展開急救，不斷地實施 CPR 與電擊，轉眼進行了 30 多分鐘的搶救，依照正

常程序，醫師已經可以宣布病人死亡。陳醫師看著儀器上的心電圖，呈現的是毫無規則可言的曲線，但她決定帶領團隊繼續搶救，在急救到 40 多分鐘，進行第 14 次電擊後，病人竟然恢復了心跳，奇蹟似的救回了一命。

同年耶誕節，玉里慈院前的璞石閣公園正在舉辦活動，長者上臺表演原住民舞，沒想到表演剛開始，臺上一位阿嬤突然倒地不起。阿嬤到院時已沒有呼吸和脈搏，經確診為心室纖維顫動，持續近 10 分鐘的電擊和 CPR 急救，阿嬤終於醒過來。

狀況稍微穩定後，當時的張玉麟院長替阿嬤進行了其他檢查，懷疑是急性心肌梗塞造成心室纖維顫動，是一種很致命的心律不整，若不徹底治療，未來仍有生命危險。所以阿嬤恢復到能正常活動後，立刻將她轉送到花蓮慈院，由王志鴻副院長進行手術，後來阿嬤順利出院回家，沒有留下任何後遺症。

玉里慈院沒有常駐心臟科、腸胃科專科醫師，又因護理人力有限，加護病房床位也很有限，因此急性心血管或是像盲腸炎、腹膜炎之類的腸胃道急重症，仍必須轉診到花蓮治療。早期有些病人認為不如一開始就直接開二個小時的車到花蓮就醫，但事實上，玉里慈院第一時間的緊

急處理，讓許多病人多了活命的機會，在地民眾漸漸看到成果，對醫院滿是感謝。

「雖然我們本身不是心臟科醫師，但因為有醫院守在這個地方，我們願意去做第一線的搶救，讓病人能夠得救」，長年在玉里小鎮值急診的張玉麟醫師，專長已經從腦外科擴展到急重症綜合科別，也說出了玉里慈濟醫院在生命重危時刻所能發揮的重要功能，「雖然有些疾病在玉里慈院沒辦法治療，但只要能替病人進行緊急處置，病人就會有更高的活命機會」。

二、健康促進

小醫院成果獲國際肯定。自 2011 年 2 月成為世界衛生組織健康促進醫院國際網絡的一員。2012 年針對病人、同仁、社區、環境及心靈等五個面向，有一篇海報及三篇英語口頭演說論文獲第 20 屆健康促進年會表揚，主題包含同仁每日晨間健康操，為病人著想的無痛縫合，巡迴行動車施打疫苗，為社區長者減緩退化的伸展運動等。

1. 高齡友善

院內提供高齡長者貼心的服務，如：晨間門診、各處指標字體加大加粗並圖像化、放大門診表字體、藥局與服務臺備有放大鏡與燈方便閱讀。院外則主動到社區為老

人施打流感疫苗、長者健康檢查、設樂智據點等。對院內同仁舉辦「高齡者模擬體驗」，讓醫護穿戴道具，體驗視力、聽力、觸覺和動作等退化的模擬反應，更能以同理心來服務。

2. 無菸金獎

玉里慈濟醫院自 2000 年起即開始推廣社區健康營造，院內更是自啟業即要求無菸。2011 年積極展開各項推動，如戒菸宣導、門診戒菸和無菸環境營造等。將無菸醫院列入新進員工教育訓練課程，並與花蓮縣衛生局合作舉辦「戒菸衛教人員初階培訓課程」；也結合社區資源，巡迴舉辦講座，推動玉璞公園成為玉里鎮內首座無菸公園，持續營造玉里鎮樂合里安通部落為無菸部落。於 2012 年和 2013 年，連續兩年獲國民健康署評選為全臺灣「無菸醫院金獎醫院」，並在全國地區醫院中獲得戒菸服務王第二名與戒菸績優王第三名的殊榮，同時獲推薦代表臺灣參加 2014 年國際金獎評選。

3. 戒檳衛教

2010 年開始在院內及社區推動戒檳，並開辦戒檳榔班，癌篩衛教活動也會宣導戒檳與戒菸。2011 年 4 月 23 日更與花蓮慈院合辦戒檳輔導志工培訓課程，亦走入小學

衛教，期盼學生向上規勸長輩遠離檳榔、菸、酒與口腔癌的危害。

三、扶弱濟貧

平時除了發揮醫療專業，若得知有弱勢族群需要幫助，便會前往關懷、訪視，同仁也都發心付出幫忙打掃、修繕屋子、接水接電等，在能力範圍內，貢獻一點力量，帶給弱勢族群溫暖。醫療與慈善密切結合，不僅照顧了病苦鄉親的健康，也紓解了貧苦者不安的心。

玉里慈濟醫院除了本身專職和花蓮慈院支援的醫護人員之外，也有慈濟人醫會的醫師不遠千里，從各地來花蓮偏鄉拔苦與樂。在眾多大醫王中，從小就必須拄著拐杖的蔡宗賢醫師，不僅展現完美的人醫典範，同時也映照出慈濟醫護人員的慈悲大愛。

蔡宗賢醫師從 1999 年 921 地震開始加入慈濟人醫會，投入偏遠地區義診行列，更隨著人醫會六度參加海外義診。2004 年起配合週六、日，自費到玉里慈濟醫院擔任牙醫師，將自家診所的門診時間縮短，八年來不間斷，直到 2012 年 9 月 20 日往生。一個月後，慈濟於臺北東區聯絡處舉辦蔡宗賢醫師追思會，家屬、親友、慈濟志工及

人醫會成員，共 840 多人齊聚一堂。追思儀式中播放的影片記錄著他拄著拐杖跋山涉水，從臺灣到海外 32 萬公里義診的片段歷程，在〈亮麗的人生〉歌聲中，眾人淚水盈眶地唱著：「您瘦弱的軀身、堅定的眼神，走遍天涯，留下愛的見證，喚起感恩，寫下亮麗的人生」。

　　蔡醫師親切的聲音與陽光般燦爛的笑容，以及那堅毅不拔的身影，深深烙印在眾人心中，更是玉里慈濟醫院和慈濟大藏經一頁永恆的歷史。

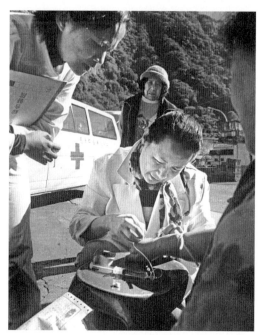

關山鄉親的「吉娜」丘昭蓉醫師（攝影／顏霖沼）

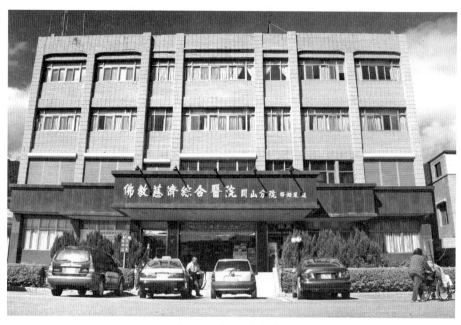

臺東關山慈濟醫院

第 6 章
關山慈濟醫院

關山慈濟醫院院長室

　　關山慈濟醫院位於臺東縣關山鎮內臺九線花東縱谷公路旁，全院目前擁有 147 位員工，為關山鎮唯一的區域醫院。關山鎮為花東縱谷沿線較大型人口聚集地之一，也是臺 20 線南部橫貫公路東段入口所在，屬於花東縱谷的交通要衝。鎮內早期無大型醫院，僅有幾間小型診所，距離最近的較大型醫院僅有南北向距離各 40 公里之外的花蓮縣玉里鎮和臺東市。

　　關山慈濟醫院距離花蓮縣玉里慈濟醫院僅約 40 公里，而且啟業時間僅比玉里慈濟醫院晚一年，以花東縱谷有限的區域人口，為何二個同樣隸屬慈濟醫療體系的醫院相距一年就成立？這是一段奇妙的因緣，這個因緣發生在 1999 年玉里慈濟醫院慶祝成立一周年的活動。

發展緣起

　　花蓮、臺東二縣位處臺灣東部，因為地處偏遠，極

233

少受到工業的污染，而且擁有許多優美壯麗的自然景觀，因此一向被視為臺灣最後的淨土。但因花東縱谷開發較晚，且地廣人稀，因此花東縱谷中段長期缺少醫療資源。

清光緒晚期漢人才進入關山鎮開墾，當時早已有阿美族人居住，其原始地名原稱「阿里壠」，後簡稱「里壠」（Tilatilaan），阿美族語為「紅蟲」之意。日據時期開闢關山警備道，本鎮因位於警備道東口、大關山之下，因此在昭和 12 年（1937 年）改名「關山」。關山鎮為臺東縣最北端的城鎮，西邊為海端鄉，北接池上鄉，東邊隔著海岸山脈與東河鄉相鄰，南邊為鹿野鄉。關山鎮 2020 年 11 月底的人口統計僅有 8,437 人，為全臺人口最少且唯一未達一萬人的鎮。

鎮上地方人士感受到本地長期缺乏醫療資源，鄉親病苦而求醫不易，因此商議自行興建一間醫院的可能性。1995 年，具備家醫科及外科專長的鄭博文醫師，與吳嘉彬藥師及當地幾位營造合資開始動工興建，取名為「博愛醫院」。但當醫院蓋到一半，鄭醫師在一次浮潛活動中意外往生，接手的婦產科莊人仰醫師也因肝癌離世，博愛醫院建建停停拖了好幾年，蓋到第五年還沒蓋好。

關山鎮長許瑞貴先生心繫鎮民的生命與健康，四處

奔走尋求公私立大型醫院的支援，但都因地處偏鄉而沒有結果。鎮長和地方耆老商議後，決定向慈濟尋求協助，接手博愛醫院。1999 年 3 月 15 日，許鎮長帶領地方各界代表至北邊距離不遠的玉里鎮，向當日蒞臨玉里祝賀玉里慈濟醫院啟業活動的證嚴法師述說，關山地區除了沒有醫院，夜間更沒有值班醫師，一到深夜，鎮上幾家診所關了，當地居民遇到突發急重病，就必須搶時間送醫，但經常發生因時間耽擱而搶救不及的遺憾。

證嚴法師被關山地方人士為民請命的誠心感動，不忍看見關山鄉親因醫療貧乏發生不幸喪生的悲劇，經過全盤了解，決定接手興建博愛醫院。1999 年 7 月 16 日，花蓮慈濟醫院與博愛醫院舉行簽約儀式，正式接辦所有業務。尚未完工的部份也由慈濟接手進行工程發包，讓建院工程繼續。慈濟基金會接掌關山博愛醫院消息傳開後，關山鎮本地居民欣喜之餘，於數日內籌措 309 萬元，捐作醫院建設基金，以行動表示護持。

興建籌備期間，上人出門行腳經過時一定會親自巡視關懷，提醒大家常忽略的細節，不僅是建築的外部，也包含內部裝修等，也叮嚀要盡力將宿舍蓋完備，讓醫院同仁無後顧之憂地工作。

在建院過程中，慈濟志工從全臺各地不畏長途勞頓，付出愛心也付出勞力，不管是鋪設連鎖磚，院區附近環境的美化、綠化，以及路況的改善等大小事，最後將醫院裡裡外外擦洗，整理得乾乾淨淨，讓醫院準備迎接啟業的來臨。

2000 年 3 月 15 日，關山慈濟醫院正式啟業，上人親自前來主持開幕典禮，地方人士像辦喜事般隆重慶祝。而開幕當天，急診室連續三輛疾駛而來的救護車，更透露了醫療資源注入小鎮的重要性，關山慈院守護生命、守護健康的使命任務也自此開始。

玉里慈濟醫院啟業後一年，關山慈院也隨著因緣而成立，自此，臺九線上從花蓮縣秀林鄉到臺東市長達 216公里的花東縱谷，在起點、中間點、終點端，各有一家慈濟醫院，守護著狹長花東縱谷居民與遊客的健康。

醫院規模

關山慈濟醫院的硬體建築為地下一層樓、地上四層樓，啟業初期，醫療科別有麻醉科、骨科、一般外科三類，僅有林祐生、吳文田、鄭敦仁、李明哲四位醫師，當時編制內的員工人數為 53 人。隨著中醫進駐、公費醫師

申請以及各項醫療計畫的發展，包括社區健康營造中心、海端鄉山地巡迴醫療（IDS）、臺東戒治所特別門診、鹿野鄉中醫巡迴醫療、長照 2.0 等，關山慈院的醫療服務範圍變得多元廣泛。

歷屆院長與任期

2000.03.04~2001.06.30	林祐生（麻醉科）
2001.07.01~2002.06.30	曾國宏（外科）
2002.07.01~2005.05.21	王志鴻（心臟內科）
2005.05.22~2018.07.31	潘永謙（骨科）
2018.08.01~2021.01.31	張志芳（婦產科）
2021.02.01~ 迄今	潘永謙（骨科）

關山慈院 2020 年人力預定擴編至 147 位。目前院內設有婦產科、骨科、腎臟科、風濕免疫科、家醫科、一般內科、胸腔內科、復健科、中醫科。此外，在花蓮慈院的支援下，腸胃內科、心臟科、眼科、身心醫學科、耳鼻喉科、泌尿科、神經外科、神經內科、皮膚科等專科門診也陸續開診。

關山慈濟醫院 2020 年人力編制	人數
醫師（西醫 7、中醫 9）	16
醫技人員（藥師 5、醫檢師 5、放射師 6、物理治療師 2	18
護理人員（專師 2、護理師 39、護士 6、開刀房護理師 2、麻醉師 1	50
行政人員	35
醫療輔助技術員	28
合 計	147

　　以地區醫院為發展型態，關山慈院主要發展項目為社區保健、巡迴醫療、一般門診、緊急處置後送。關山慈院隨著醫護需求的發展而調整各項措施，例如從加護病床調整 2 床給緊急病患使用；因應中醫看診人數快速上升，原本的五樓病房區整頓為中醫門診區；醫療床數調整為 36 床，包含急性一般病床 27 床，加護病床 2 床，嬰兒病床 2 床，急診觀察病床 4 床，手術恢復病床 1 床。2019 年 6 月，為因應洗腎病友的需要，新增血液透析病床 15 床。

　　雖然關山慈濟醫院屬於小型醫院，但服務不打折，醫療設備在逐步齊備的情況下，也引進電腦斷層掃描設

備（CT）、X 光透視儀（CR）、內視鏡、心臟腹部超音波、檢驗科實驗室，關節鏡、顯微手術儀器及微創手術等，讓常見意外事故的外傷、骨傷等，都能就地在關山獲得適切的醫療。

中醫的醫療服務項目包括中藥內服藥，針法、灸法、拔罐、放血、電針機、推拿理筋、外用藥等。中醫科著重特色醫療與臨床教學，發展「醫療」及「教育」兩大軸心。中醫醫療發展特點包括：（1）落實臟腑經絡辨證的特色醫療；（2）發展多元療法；（3）將古典理論結合現代醫學，傳承發展古典針灸成為「經絡磐石」。中醫教育發展特點包括：（1）帶領新進醫師學習，以完整的理論教學，床邊動態診治觀摩，病例討論；（2）學習資源多元化；（3）透過自媒體，傳遞中醫理念，厚植中醫實力。

關山慈院中醫科主任沈邑穎醫師將古典理論結合現代醫學，與時俱進的教學方法，平均每個月吸引六至八位見習、實習醫生前往跟診，包括慈濟醫療志業各院中醫及慈濟大學後中醫學系，以及其他醫療體系醫師、長庚、義守大學等校中醫門診的見實習醫學生，甚至來自歐洲、澳洲、美洲、亞洲、中國大陸的醫師及針灸師，也都跨國跨院，來關山慈院進行交流學習。關山慈院目前有九位長駐

中醫師，當中不乏曾經到院見實習過的學生，他們畢業後
選擇在關山慈院服務，繼續留在沈醫師身邊學習。

　　關山和玉里位於花東縱谷中段，開闊筆直的臺九線
公路雖然帶來便捷的交通，卻是車禍頻仍，經常發生緊急
事故的一條公路，因此關山和玉里兩間慈濟醫院就肩負著
守護縱谷生命與健康的重大使命。

　　下表數據為關山慈院近 10 年的醫療服務量，顯示
每年的門診量接近 6 萬，急診約為 1 萬 1 千人次左右。
這些數據顯示關山慈院確實扮演著「急救中繼站」的角
色，沒有二間慈濟醫院的臺九線，可能成為媒體所說的
「死亡公路」。

關山慈院歷年服務量統計（人次）

年度	門診	急診	住院	手術
2010	49,965	11,634	652	300
2011	47,398	12,127	434	241
2012	60,622	11,771	645	197
2013	57,615	11,274	610	206
2014	61,110	11,420	363	171

2015	62,862	10,976	370	274
2016	59,155	11,751	395	224
2017	55,233	11,284	370	164
2018	57,681	11,540	395	230
2019	70,796	12,045	490	271
合計	582,437	115,822	4,724	2,278

醫療特色

中醫全人照護

2011 年 8 月關山慈濟醫院中醫科開診,曾於臺北市聯合醫院服務的中醫師沈邑穎,帶著徐名慧醫師與吳佩嬑護理師,以在地的生活、在地的眼光,掌握花東鄉親的醫療需求,發展出具有本地特色的中醫診斷與治療系統,並善用本地青草藥及天然資源,以「全人照護」的理念照顧居民的身心健康。沈邑穎醫師醫術精湛,醫療團隊視病猶親,好名聲很快就傳遍社區,甚至許多外地及國外的病患都慕名而來看診,成為本院特色科系之一。

骨科周全門診

鄉下就醫的型態屬於高齡族群疾病居多,包括心血管、高血壓、糖尿病,還有腰骨、膝蓋關節退化等,讓

「骨科」也成為當地熱門且不可或缺的科別，時任院長潘永謙為骨科醫師，當時觀察到骨科病患為了拿慢性病藥物，還得又掛其他科別拿藥，其為減輕病患經濟負擔及多科就診的等待，即開放「周全門診」，方便長者無論是內外科疾病，都能在單一科別診間取得醫師開立的處方藥物。如此一來，不但能避免長輩重覆用藥，病患也會因為便利性增加，提高就醫的意願，讓小病拖成大病的悲劇減少發生。此外，關山慈院屬 49 床以下的小醫院，依每 10 床（一般病床）需一位醫師的設立標準，關山慈濟醫院能夠在花蓮慈濟醫院專科診次的進駐下，有了綜合科別的服務，可稱小醫院卻提供五星級的醫療服務。

重大手術 開腦急救

2007 年，臺中某高中舉辦畢業之旅，9 月 14 日來到關山親水公園騎自行車。某同學在下坡時意外摔落造成腦部重創陷入昏迷，緊急送關山慈院急救。當天值班的神經外科楊震醫師以電腦斷層掃描，發現同學顱內有三處大量出血、腦中線偏離、瞳孔放大，有生命危險，因此立即施行手術，手術後幾乎不眠不休的在加護病房陪伴監測。在強韌的生命力下，同學一週後渡過危險期，逐漸恢復清醒，手腳亦無麻痺或癱軟現象，也無影響智能。出院後轉

至臺中潭子慈院復健治療與追蹤，復原迅速。2010 年，同學在父母陪伴下再度回到關山慈院祝賀道謝，回想當時情況與醫護人員的照顧仍是哽咽，並擁抱楊震醫師和當初照顧過他的護理人員，同學更將自己參加歲末祝福存滿的竹筒獻給慈濟醫院，希望慈濟醫院能永續經營下去，知恩圖報的大孩子說：「若沒有慈濟醫院，就沒有現在的我，我現在每天都帶著感恩的心活下去」。

慈善醫療 聯合義診

2016 年 7 月 8 日，「尼伯特」強颱重創臺東，吹毀家屋，農業損失最為嚴重。7 月 23 日，關山慈院中醫科和臺東縣中醫師公會共同發起「守護臺東 中醫接力大義診」，募集全臺 11 個縣市的醫療團隊，共 38 位中醫師、13 位護理師、17 位實習醫師；當中除了有 30 位來自慈濟六個醫院的醫療人員，臺東區慈濟志工也出動將近 100 位的人力。一整天下來，總計服務 478 位鄉親。

火車意外 中醫義診

臺鐵 6432 次樹林開往臺東的普悠瑪列車，2018 年 10 月 21 日下午 4:50，在宜蘭冬山至蘇澳新店間發生出軌事故，造成 18 人死亡、200 多人受傷，其中有許多鄉親是準備返回臺東家鄉的乘客。

　　關山慈濟醫院是臺東鄉親的一分子，在事故新聞露出後不久，張志芳院長即帶領全院同仁與來院大德、志工一起為死傷者祈福祝禱。在中醫科診間，也有不少是「1021 鐵路事故」的傷者來求診。

　　中醫科主任沈邑穎因而發起全人關懷義診計畫，除了每週三於院內開立「1021 夜間特別門診」，來守護關山、池上及鹿野周邊的傷患和家屬，同時結合臺東市的張崇晉婦產科診所、臺東縣中醫師公會、慈濟基金會臺東分會共同籌辦，每個週末將器材藥品帶出醫院，由張崇晉婦產科診所提供場地，方便臺東市的病友們就診。治療項目除了主要的中醫醫療、中醫傷科之外，也整合物理治療師、心理諮商、芳香、音樂顏色療法等，全面提供傷者與家屬身體與心靈的治療。義診時間為 2018 年 12 月 1 日至 2019 年 6 月結束，以 7 個月的時間關懷陪伴。

承攬長照 2.0

　　2007 年至 2016 年，政府發展長期照顧十年計畫（簡稱長照 1.0），2017 年起邁入長照 2.0，關山慈濟醫院隨即於 2017 年承作長照 2.0 計畫，就此展開大關山地區的長照 2.0 之路，從居家服務開始，一位護理人員加一位居家服務員的兩人小組做起，陸續啟動了 12 項長照服務項

目。2018 年 6 月，展開失智症據點照顧服務，至 2019 年 12 月，正式執行長照業務的同仁共有 8 位，長照 2.0 共 17 項業務中，關山慈院執行了 14 項，2020 年 11 月池上多元照顧服務中心成立後，即能落實 17 項業務。

社會影響

關山是臺東縣縱谷地區最北端的鎮，關山慈濟醫院是鎮上唯一的一所地區醫院，加上位於旅遊型城鎮，鄰近關山親水公園、池上伯朗大道、鹿野高臺熱氣球、南橫天龍吊橋等知名景點，醫療對當地居民和遊客的生命與健康都相當重要。也因為如此，關山慈院從啟業的第一天開始，便承擔起縱谷地區急重症醫療的任務。

一、生命無價

在小鄉鎮設立一間醫院，甚至能夠撐起維持 24 小時不停歇的急診服務，人力與成本都是沉重的負擔，尤其值班醫師的排班最為困難，因為要維持 20 年全年無休的急診服務，需要更多願意長期偏鄉醫療的大醫王輪流承擔，沒有這些願意奉獻的專科醫師，就開不了急診。

關山地區鄰近鄉鎮包含池上、海端、鹿野、延平大約 32,000 人，人口數不多，平時整天的急診量大約 30 人

左右，週末假日略增至 45 至 50 人，若遇連續假期，急診人數在 80 - 100 人之間。雖然整體病人數不多，但因醫師人力的限制，每次值班醫師只有一位，且一次得值班 24 小時。感謝慈濟醫療志業執行長林俊龍醫師的支持，臺北、花蓮各慈院醫師，平均每週下鄉支援三天急診班，為在地醫師減輕不少值班的壓力。

二、健康促進

　　為了深入社區服務鄉親，關山慈院 2007 年成立社區關懷據點，推動各式動靜態課程，鼓勵長輩們活到老、學到老。2007 年從關山衛生所退休的資深護理師陳桂珠應邀至關山慈院擔任公衛護理師，承擔社區關懷據點的任務，為中福里樂齡長輩辦理健走、孝親活動、歌唱比賽、繪畫展覽等，在關山慈院的用心經營下，長者們社會參與的機會變多了，身心也越來越健康。2020 年，本院承接「關山鎮部落健康營造中心計畫」，開辦社區健康營造中心，深入部落鼓勵村民以茶代酒，舉辦戒檳戒菸課程、健康衛教，更邀電光部落孩子組成樂團增加技能，同時培養在地志工，因應不同的性質開班授課，例如媽媽教室、長青班等。

三、偏鄉醫療

2001 年，關山慈院承接「海端鄉醫療給付效益提升計畫」（Integrated Delivery System, 簡稱 IDS），延續服務到家的精神，為海拔 1,000 多公尺的南橫部落，解決無醫村的困境。醫療團隊巡迴於下馬、霧鹿及利稻三個部落間，每週二看診時間為下午一點半至晚間八點。為配合村民農作時間，醫療人員逢週五夜間門診結束後，便會在利稻衛生室過夜，週六一早接續開立晨間門診。

南橫公路在經歷 2009 年的莫拉克八八風災，路基被滾滾洪水沖毀，造成道路中斷後，路況是每況愈下，每逢遇颱風或下雨，便有落石或坍方災情傳出。八八風災當時，位於南橫公路內的利稻村受困多日，關山慈院利用直升機運送物資的機會，也將災民需要的藥品和食物先運送上山；醫護人員更徒步攀爬古道為村民看診，且這樣的景象在 2015、2016 年的梅雨及颱風季節皆曾陸續發生。雖然南橫路況總是令人擔憂，一整天下來也只有零星病患看診，但是張志芳院長卻說：「如果我不上來，村民就完全沒有醫療」。與其說醫療團隊對原鄉部落有著一份難以割捨的情懷，或許他們只是從沒忘記人本醫療，以病人為中心的初衷。

　　醫療服務之外，對於地緣附近有需要的貧苦人家，關山慈院也會跟著慈濟志工前往關懷、訪視，甚至幫忙打掃、換水管、修屋頂、致贈物資。此外，全院同仁更是全力投入，與地方一起將關山營造為「健康社區」，從社區保健宣導、打掃鄰近街道、倡導運動等不遺餘力。

　　上述段落透過文字的靜態資料，概略呈現關山慈濟醫院的歷史發展脈絡、醫院規模與服務量、醫療特色，以及守護花東縱谷鄉親和旅人生命與健康的圖像。但關山慈濟醫院更多的歷史，其實必須透過這個場域裡所有的「人」，在整個歷史空間留下的點點滴滴，才能精彩的呈現。

　　上文已經提及關山鎮鎮長、民意代表和一群心中有愛的醫師、藥劑師及營造業人士，是促成關山慈濟醫院建院的催生劑。從 2000 年 3 月啟業至今的 20 年間，整個醫院的營運一方面有賴地方的繼續支持，而更關鍵的是證嚴法師的慈悲心啟動慈善醫療的勇往精進。這裡就蘊含了許許多多動人心弦的熱血故事。

　　只有透過臺灣最美麗的風景「人」的事蹟，才有可能比較瞭解關山慈院及整個慈濟醫療體系的深層內涵與社會意義。大愛電視台在 2006 至 2007 年之間，透過在《大

愛劇場》播放的三部戲,已經部份地呈現慈濟人的真實事蹟,並相當程度的展現《關山系列》的張力:(1)《愛相隨》描寫擔任關山慈院院長長達13年的骨科醫師潘永謙的家庭人生,劇中相當程度凸顯以病人為中心的良醫典範;(2)第二部《美麗晨曦》描述關山慈院志工布農族人胡玉貝的故事,鄒族歌手高慧君首度應邀轉入連續劇,擔綱扮演女主角,二人雖屬不同族別,但故事情節充分地展現酒精給原住民家庭帶來的許多意外,但另一方面也呈現原住民的樂天個性可能迎來美麗的晨曦;(3)《恰似你眼中的溫柔》描寫關山慈濟醫院總務組同仁楊栢勳師兄的真實人生,劇中也呈現關山地區病患及海端鄉關懷的情節。

關山慈濟醫院有些值得記憶的事,以及更多值得懷念的人,雖然無法親自呈現,但我們必須在本文最後訴說一位醫師的故事,當作關山慈濟醫院歷史記憶和核心價值的最佳註腳。這就是在關山慈濟醫院服務,無怨無悔照顧鄉親、關懷部落將近10年的丘昭蓉醫師。

1990年臺大醫學院畢業後,丘醫師就選擇到花蓮服務,在花蓮慈院先擔任小兒科住院醫師,而後轉任婦產科住院醫師,三年後投入花蓮慈院家醫科團隊。關山慈院2000年啟業後,邱醫師就一直守護著關山鄉親的健康,

特別關心布農族鄉親的健康，將自己視為部落子民，和族人之間沒有距離，而是如家人般的親近，因此受到布農族人的喜愛。

丘昭蓉醫師的青春歲月都在花東度過。行醫 20 年來照顧了無數的偏鄉民眾，她像大地之母，發光發熱予人溫暖，是部落病患和醫護人員口中的「丘媽咪」，也是海端鄉布農族人最敬愛的「吉娜」（Gina，布農語母親之意）。

但是人生無常，「吉娜」在 2008 年 8 月發現罹患肝癌，經過將近 10 個月的治療，於 2009 年 4 月 20 日清晨往生。丘醫師對慈濟的熱愛就如她對病患的關心，在往生前 3 天，4 月 17 日清晨 7 點，丘醫師在病床上強忍痛楚，表示要參加志工早會看看上人，從早會場地回到病房後便安然入睡。就在當晚，她開始對身邊的親人、好友、看護，傳達將不久人世的訊息。4 月 20 日清晨，安詳地闔上了雙眼。她往生後，繼續發揮她對慈濟的愛，將大體捐贈給慈濟大學，當作醫學教育的大體老師，是慈濟醫療體系第一位圓滿大體捐贈的醫師。

她走後，海端鄉利稻村邱月梅村長用這段話表達對一位無私大愛醫師的遺憾：「她是我家的貴人，也是後山的天使。她為部落裡每一個人的健康把關，有時看診到晚

上雖然很累，還會講些輕鬆故事給我聽，那親切的笑聲至今難忘，也將永遠活在利稻村民心中」。丘醫師也將一直活在關山慈濟醫院所有同仁的心中，她從未停歇的腳步堅定走入布農鄉親的心坎深處，用生命展現對關山人的疼惜，也訴說著剛度過 20 歲生日的關山慈院所有同仁的心聲，一如《美麗晨曦》的歌詞：星星的眼睛閃閃說話，柔情似水，深深在心房。

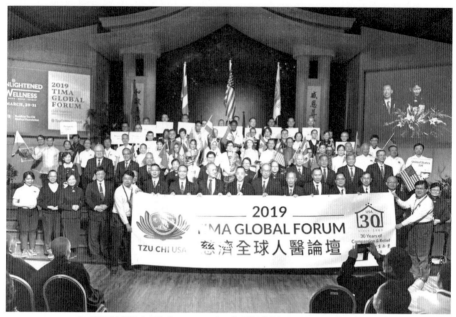

國際慈濟人醫會 2019 年人醫論壇（攝影／周幸弘）

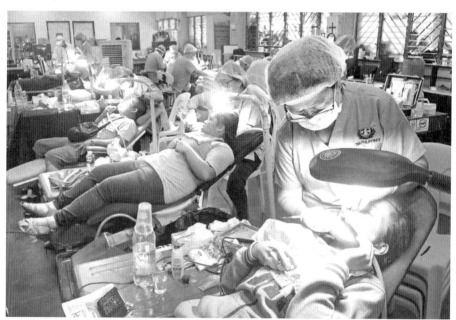

菲律賓納卯市（Dabaw）義診（攝影／Bea Velasco）

第 ❼ 章
國際慈濟人醫會

林俊龍
（國際慈濟人醫會召集人）

　　慈濟醫療志業除了本書前文提及的七間醫院之外，還有一個志願性的醫療專業組織，正式名稱為「國際慈濟人醫會」（簡稱 TIMA），其目的在結合有愛心而且願意奉獻的醫事人員，與慈濟志工共同組成醫療團隊，在臺灣及世界各地醫療資源匱乏的偏鄉地區，或發生重大急難事件時，自假自費前往有需要協助的地方濟助貧病眾生。慈濟人醫會總會設於臺灣，參與的專業醫療人員與志工將近 15,000 人，包括醫師、護理師、醫技、藥劑師等近 9,000 人，以及非醫療專業志工 6,000 人。

　　慈濟人醫會在臺灣本島，分為北、中、雲嘉南、高屏、東區等五區人醫會；在海外則涵蓋馬來西亞、新加坡、斯里蘭卡、印尼、菲律賓、越南、緬甸、泰國、汶萊、香港、約旦、美國、加拿大、巴西、宏都拉斯、墨西哥和澳洲，全球共有 18 個國家地區，設有國際慈濟人

醫會的組織。截至 2019 年底，歷年義診累計逾 16,000 場次，在 57 個國家地區的受惠人次突破 320 萬人次。

《道德經》云：「九層之臺起於累土，千里之行始於足下」，慈濟人醫會能夠形成如此規模龐大而且展現巨大能量的醫療志工組織，就是在慈濟創辦人證嚴法師慈悲大愛的引領下，慈濟人超過半個世紀來，一步一腳印、積沙成塔所積累的成果，也是全球具有善心的醫護人員跨越種族、宗教與國界的愛心見證。

這個全球性跨界組合的因緣必須回溯到 54 年前，從花蓮一個義診所說起。

發展緣起

1966 年，證嚴上人於花蓮縣新城鄉成立「佛教克難慈濟功德會」，開始濟助貧苦的慈善工作。上人看到了窮人的病苦，並見到許多因病而貧的案例；經過六年全臺訪貧蒐集資料後，上人更加確定「因病而貧」的道理：家中有人生病，龐大的醫藥費往往拖垮家中經濟。上人以為，若能讓這些人及時得到治療，便不會拖延成重病，演變為貧病的惡性循環，因此構思成立義診所。這是慈濟醫療志業的起源，同時也是慈善志業的延伸。

慈濟義診的濫觴

1972 年 8 月，慈濟在花蓮市仁愛街開設「慈濟貧民施醫義診所」，每週固定兩次義診。除了免費施醫施藥，若有病人因經濟或交通問題無法前來義診所，醫師亦會翻山越嶺前往貧病家中往診。規模不大的義診所開始運作之後，志工性質的醫護人員只能為病人診療感冒以及糖尿病、高血壓等慢性疾病，急重症者則必須另由慈濟出資轉送北部大型醫院，費用不僅龐大且緩不濟急，因此體認到花蓮的醫療資源欠缺，才促成上人發心要在花蓮建醫院。直到 1986 年 8 月花蓮慈濟醫院啟業，義診所服務花蓮在地鄉親 14 年，嘉惠貧病超過 14 萬人次，此時已展現人醫會的功能與雛形。

在海外方面，1993 年 11 月，慈濟美國總會在南加州洛杉磯縣的阿罕布拉市（Alhambra），成立「美國佛教慈濟義診中心」（2013 年 1 月改制為「佛教慈濟醫療中心」）。1995 年 4 月，菲律賓首次舉辦義診，在慈濟菲律賓分會的力邀下，菲律賓中華崇仁醫院的醫護人員和慈濟志工，帶著麻醉機與藥品進入呂宋島北端的碧瑤山區。抵達前，求診居民早已大排長龍，其中大多數的病人都是「生平第一次」看醫生。三天的義診除了看診給藥之外，

還為 173 位患者進行手術治療，不論是甲狀腺、皮膚腫瘤、白內障、假牙，都在克難的手術室裡完成。這是慈濟海外第一次較大規模的醫療服務。

1996 年，促成菲律賓義診的幕後推手，同時也是海外人醫會第一顆種子的崇仁醫院執行副院長呂秀泉醫師，在農曆 8 月 15 日，帶著菲律賓的醫療團隊成員回到花蓮靜思精舍與上人共度中秋。呂秀泉醫師在花蓮靜思精舍的中秋之夜，揭開國際慈濟人醫會序幕。

慈濟人醫會啟動

1996 年 10 月 12 日晚間，「慈濟醫事人員聯誼會」於臺北分會健康諮詢中心舉行全臺首次幹部會議，進行研討與經驗交流。聯誼會的成立以「醫病、醫人、醫心」為宗旨，舉辦義診服務不但能照顧醫療缺乏地區的居民及慈濟感恩戶，使慈濟醫療惠及更多需要的人，也能為慈濟醫療志業的發展儲備人才。聯誼會召集人、當時的花蓮慈濟醫院副院長林俊龍醫師表示，希望能藉此召募更多醫護人才，搭配社區志工、醫療志工，使每個社區都成為一個小型的醫療網，社區居民能夠獲得更好的醫療照顧。

隨著菲律賓離島外科義診規模的逐漸擴大，以及美國洛杉磯義診中心成立，夏威夷的陳正誠醫師建議成立

「醫療人員聯誼會」。後經上人慈示，正式定名為「國際慈濟人醫會」，其理念為：將分散於世界各地的愛心醫師及相關醫務人員，在慈濟本會的統籌下，有計畫地在世界各地有需要的地方救助病苦，並分享各地執行義診的實際經驗，並互相支援成為具有龐大動能的志願性醫療組織。

陳正誠醫師的建議得到具有相同構想的美國各地、菲律賓及臺灣醫師的贊同和響應。當時的美國分會黃思賢執行長特別指出，此一醫療網的救助運作應緊密配合慈濟本會的國際志業和賑濟行動。

1998 年 4 月 4 日，臺灣、菲律賓和美國各地 10 多位慈濟醫師和專家，齊聚於慈濟夏威夷聯絡處和 St. Francis 醫院，參加「慈濟全球醫療網」籌備會議，具體推動慈濟醫療志業國際化的宏大構想。半年後的 1998 年 10 月 31 日，「慈濟人醫會座談會」在洛杉磯召開，包括臺灣、越南、菲律賓、美國等 60 多位醫師參加，研議國際慈濟人醫會的成立章程。會議確定國際慈濟人醫會的工作目標：匯集各地醫療資源，訓練各工作層面志工，推展跨國慈濟醫療服務，配合慈濟國際賑災行動而展開醫療救助；此外，支持臺灣慈濟醫療網的建設，並定期開展社區醫療活動。

　　1999 年，首屆國際慈濟人醫會年會在美國加州洛杉磯舉行。2000 年 9 月，國際慈濟人醫年會首次在臺灣舉行，地點在剛啟業的大林慈濟醫院。自此之後，每年的國際慈濟人醫會年會亦在中秋前後舉辦，上人和呂秀泉醫師師徒間三年前溫馨的中秋約定，延續至今，已成國際級醫療盛會。人醫會成員趁這個機會齊聚一堂，分享一年來的義診工作心得，安排相關課程分享推動素食與環保的實作方法，並討論下年度義診工作的方向與目標。

　　慈濟的大愛自此隨著國際慈濟人醫會的全球開展，為世界每一個晦暗角落帶來光明與溫暖。放眼未來，上人慈示的「慈悲喜捨」、「感恩、尊重、愛」的濟世精神，仍將繼續引領全球人醫團隊，完成「守護生命、守護健康、守護愛」的任務。

全球發展

　　慈濟義診足跡踏遍全球 57 個國家地區，亞洲、美洲、大洋洲都有慈濟人醫會的據點，透過義診、往診、健檢、衛教宣導等服務，將醫療送到每一個有需要的角落。

　　20 多年來，各地慈濟人醫會因地制宜，發展出不同的義診特色，在美國、土耳其、印尼、菲律賓、泰國、馬

來西亞等地，開辦義診中心或洗腎中心，讓貧病者可至定點就醫；各國人醫也依人力定期前往貧苦偏鄉義診；一遇重大災難，更是群策群力，組成跨境團隊，趕赴現場賑災、醫援；若遇特殊重症病患，則積極評估，依疾病嚴重度，或安排在當地醫療院所就醫，或轉診到臺灣的慈濟醫院接受救治。下表為各地慈濟人醫會成立的年代。

國際慈濟人醫會各國／地區成立年代			
年度	國家／地區	年度	國家／地區
1993	美國	2002	澳洲
1994	馬來西亞	2007	泰國
1995	菲律賓	2009	約旦
1997	臺灣	2010	斯里蘭卡
1996	巴西	2011	緬甸
1997	巴拉圭	2012	加拿大
1998	越南	2016	香港
1999	新加坡	2016	宏都拉斯
2002	印尼	2019	厄瓜多

一、亞洲

（一）馬來西亞

馬來西亞慈濟人醫會緣起於 1994 年馬六甲與檳城聯絡處於發放日舉辦義診後，即不曾間斷。其後在馬六甲、檳城、吉隆坡、亞庇和古晉等地陸續成立各區人醫會；更從 2000 年起，跨海支援印尼、菲律賓、斯里蘭卡以及越南等國的大型義診。

早期醫療資源匱乏，檳城的慈濟志工在貧病個案中，發現有洗腎需求的病人比例甚高，不忍見貧病交迫，戮力籌建洗腎中心。1997 年 8 月，成立馬來西亞檳城慈濟洗腎中心。2002 年在吉打州日得拉、威斯利省北海相繼再成立慈濟洗腎中心，照顧眾多弱勢腎友。

（二）菲律賓

呂秀泉醫師（1934-2012）為菲律賓慈濟人醫會第一顆種子，1995 年應菲律賓慈濟分會首任執行長林小正之邀，號召群醫展開下鄉義診，足跡遍布當地 7,000 多個大小島嶼。馬尼拉、宿霧、三寶顏各地都有人醫會的組織，就近照護貧病弱勢者。

2007 年在馬尼拉成立慈濟義診中心，每週提供牙科與眼科門診服務，並設有眼科手術病房；2008 年三寶顏

慈濟大愛眼科中心（Tzu Chi Great Love Eye Center）啟業，得以密集為病人動白內障手術，讓更多貧者有機會及時治療眼疾。

（三）臺灣

1997 年臺灣北區、中區、雲嘉南區、高屏區、東區的人醫會成立，服務範圍包括街友、獨居長者、看守所受刑人、為身心障礙學童或植物人牙科義診、外籍移工健檢、警察健檢關懷、脊椎損傷義診等。

在臺灣，慈濟人醫會定期定點赴偏僻山區或鄉村服務，義診的範圍遍及本島各個角落，以及澎湖、金門、琉球、綠島、蘭嶼等離島地區，並進行往診關懷。此外，從 921 強震、莫拉克風災、高雄氣爆，到臺南、花蓮強震，乃至世界各地發生重大災難時，臺灣人醫會成員也會加入跨國界組成的慈濟賑災義診團隊，走向最需要的地方。

（四）越南

慈濟越南聯絡處成立於 1994 年，於 1998 年開始舉辦義診，兩年內越南慈濟人對偏遠貧困居民或少數民族，舉辦了四次大型義診，共服務 12,000 人次。儘管越戰已於 1975 年結束，但仍見許多穿梭義診現場的病人，是當年越戰的受害者，或眼盲，或截肢，也有因落葉劑遺毒導致

的畸型兒。義診後，志工募集醫療基金，協助兔唇及白內障患者手術。2000 年 7 月獲頒活動許可，越南慈濟人發願以更大的心力與耐力為貧病的苦難人付出。

（五）新加坡

1999 年 9 月 4 日，新加坡慈濟人醫會成立，長期支援醫療貧乏地區，積極籌辦跨國大型義診，並協助培養各地人醫種子。2004 年新加坡慈濟義診中心啟用，服務當地牛車水社區的數百位獨居長者及慈濟關懷戶。

新加坡舊會所於 2007 年底歸還業主，義診中心暫時告停。2008 年義診中心在紅山社區重新展開，提供內科、中醫、牙科義診。2011 年增設週間全天中醫門診，週日半天中西醫門診。服務據點陸續增加了慈濟日間康復中心、湖畔專科醫療診所。

（六）印尼

2002 年初，印尼紅溪河發生嚴重水患，印尼慈濟人帶動企業家進行慈善援助。該年 11 月成立印尼慈濟人醫會。2003 年伴隨大愛村落成，成立「大愛義診中心」，2008 年改制為「印尼慈濟大愛醫院」，2017 年 2 月 5 日獲准升級為 C 類醫院。2015 年 5 月 31 日，「印尼慈濟綜合醫院」動土，是臺灣以外的第一家慈濟醫院，設有 528 張

病床，也將是印尼首家施行骨髓移植手術的綜合醫院，提供內科、外科、兒科及婦產科服務。此外，印尼人醫會長期結合軍警之力，援助偏遠離島醫療困境。

（七）泰國

泰國慈濟人醫會 2007 年 6 月成立。2014 年聯合國難民署希望結合慈善組織幫助難民，透過美國慈濟總會牽線，泰國慈濟分會於 2015 年 1 月新會所落成啟用後，在每個月第四個星期日定期舉辦難民義診。2017 年 2 月，泰國分會牙醫診所啟用，同年 9 月 8 日，曼谷慈濟靜思堂內的第一間永久診間啟用，提供常態性義診及難民基礎醫療服務。

（八）約旦

努爾（Dr. Noor Husein Yousef Kutkut）與姊姊阿菈（Ala'a）同是牙醫，因為跟著慈濟志工陳秋華去訪視與發放而認識、認同慈濟。2009 年 10 月，妹妹努爾來臺參加慈濟人醫會年會，隨後姊姊也來臺一起參加北區慈濟人醫會義診。帶著臺灣慈濟人醫會捐贈的五套牙科義診器材和藥品，兩人回到約旦後，於 11 月 15 日成立約旦慈濟人醫會，並號召當地 25 位醫師加入。2010 年 5 月，到南部最貧苦的地區窪地芬難（Wadi Feynan），為貝都因族群舉

辦第一次牙科義診，同時發放、衛教。

敘利亞內戰多年，數百萬人被迫逃離家鄉，擠身環境惡劣的約旦難民營。慈濟約旦分會執行長陳秋華數次回臺奔走求援，國際慈濟人醫會於 2014 年 2 月首度組團前往約旦安曼義診。接著在 2016 年、2018 年亦前往舉辦大規模義診暨發放。

2019 年 7 月 28 日，國際慈濟人醫會在收容難民的馬弗拉克進修中心、蘇卡綜合學校、果雅莎菲村活動中心及塔拉博特社教中心四地舉辦 4 天的大型義診，義診團隊更共同見證「慈濟慈善事業基金會約旦分事務所」正式簽約揭牌，成為慈濟在中東第一個國際非政府組織。

（九）斯里蘭卡

自 2009 年起，新加坡人醫會每年兩次前往斯里蘭卡舉辦大型義診，陸續接引當地醫護加入義診，2010 年斯里蘭卡成立慈濟人醫會，膚慰疾苦無國界。

（十）緬甸

2008 年強烈熱帶氣旋納吉斯在緬甸造成至少十萬人死亡的慘重災情，慈濟是 第一個獲准入境的國際人道救援非營利組織，以提供糧食物資、義診往診、協助復耕等方式展開緊急救助與關懷。

2011 年起緬甸組織人醫會前往偏鄉進行義診，並為無力負擔醫藥費的貧困長者進行白內障手術。2017 年 7 月爆發 A 型流感疫情，緬甸衛生部緊急醫療司趙偉受司長向慈濟求援。林俊龍執行長、簡守信院長與人醫會成員，攜醫材藥品等物資前往全力協助疫情控制。

2018 年起，緬甸慈濟人醫會與仰光綜合醫院合作，每月定期下鄉前往丹茵鎮自然禪修中心義診，為中心收容的老弱病殘與重症病人，帶來迫切需要的醫療資源。

（十一）香港

早期香港慈濟人藉由舉辦中醫義診、捐髓驗血等活動推動服務。2007 年 9 月，曾在香港醫管局任職高層的高永文醫師來臺參與 TIMA 年會。同年 10 月，時任臺灣北區慈濟人醫會總幹事的呂芳川前往關懷，希望號召在地醫護加入人醫會。經高醫師與慈濟志工的努力，2008 年 3 月 23 日，在被形容為「悲情城市」的天水圍首度舉行義檢活動。2016 年香港慈濟人醫會正式成立，期能持續接引專業醫療人員，讓日後的醫療服務更加多元專業。

二、美洲

（一）美國

當世界各地發生重大災難，美國慈濟人總是立即動

員，加入慈濟賑濟義診團隊。自 1993 年 11 月 1 日美國第一個慈濟義診中心於美國慈濟總會所在的加州大洛杉磯地區成立迄今，夏威夷慈濟義診中心、佛教慈濟醫療中心與各門診中心，持續守護弱勢者健康。除定點服務外也深入社區，並透過醫療巡迴車或小型行動醫療，與其他非營利組織如 RAM、Care Harbor 等合作大型義診。

2010 年 1 月，芮氏規模七強震摧毀海地，超過 23 萬人罹難。2 月 6 日起，以美國慈濟人醫會為主的醫療團隊在海地的約旦維和部隊野戰醫院展開義診。後續十梯次的醫療團輪番駐診，也接引出當地志工接力灑愛。2011 年 9 月，海地慈濟志工首次自行召募在地醫護人員舉辦義診，為海地的慈濟醫療志業立下了里程碑。

2017 年 9 月的墨西哥強震，美國慈濟人因地緣就近勘災關懷，克服萬難完成兩個月的逐戶訪查。同年 12 月 7 日起，來自臺灣、美國、阿根廷、厄瓜多等十二個國家地區慈濟人組成的醫療志工團深入重災區，接連舉行十場大型發放與義診，服務超過五千多位病患。2018 年起，美國慈濟醫療基金會大力承擔當地最需要的醫療服務，承諾一年四次到墨國義診。期能透過義診培訓本土志工，化育更多墨國人醫種子。

（二）巴西、巴拉圭

　　1992 年慈濟巴西聯絡處在聖保羅市成立。1995 年，慈濟在長期扶助的唐伯教育中心（Centro Tabor）成立「慈濟衛生保健室」，由王台璋等醫師每週六進駐義診。1996 年 3 月成立巴西慈濟人醫會，平均每月舉辦一次義診，以聖保羅市郊貧民區為主，1998 年加入了印地安保留區，初期以牙科治療為主，之後加入小兒科、婦科等服務，並提供驗光及抹片等檢查。1996 年 6 月在會所設立醫療中心，每週兩天為貧苦民眾提供牙科服務。之後陸續增設小兒科、婦科等門診。隨著 2003 年搬遷新會所，醫療中心也全面重新規畫，並在 2005 年 8 月啟用，持續提供免費醫療服務，照顧當地弱勢鄉親。

　　巴拉圭慈濟人醫會於 1997 年 7 月 25 日正式成立，2002 年 8 月在騎士公園（Parque Caballero）舉辦千人義診，阿根廷志工也來協助。2007 年開始深入社區居家關懷、往診及社區小型義診。自 2012 年 9 月起開始每月兩次的中醫針灸義診，深受當地鄉親肯定。召集人胡安梅沙醫師（Dr. Juan Silverio Meza Leguizamon, 1957-2015），與太太馬爾達藥師（Marta Irene Delgado V. de Meza），常帶著家族中的醫師成員以及醫界朋友，在貧民區義診。2014

年 6 月，亞松森市豪雨肆虐釀水患，近 30 萬人受災，慈濟聯絡處立刻發起發放與義診，當時久病纏身的梅沙醫師依然抱著病痛參與。2015 年其右腳因為糖尿病而截肢，傷口無法癒合，嚴重到潰爛發炎。同年 9 月梅沙醫師夫妻來到花蓮慈濟醫院求診，也如願參加人醫年會的開幕式，接受全球人醫的祝福。10 月底，梅沙醫師安詳辭世，捐出眼角膜遺愛人間。遺孀馬爾達藥師與慈濟志工持續在家鄉推動義診與慈善關懷，要將梅沙之愛代代傳承。

（三）加拿大

加拿大慈濟人醫會成立於 2012 年，中醫為主要特色。2015 年，溫哥華中醫學院成為加拿大慈濟的一分子，培養出許多中醫師。加國部落原住民因交通不便、就醫困難，2017 年加拿大分會、卑詩省原住民衛生局及西門菲沙大學，三方簽訂合作備忘錄，共同舉辦定期駐點中醫服務。2018 年 10 月 5 日，加拿大分會與多倫多漢博學院合作籌建的校區內「慈濟中醫門診與教學中心」落成，共同發展傳統中醫教育，也將秉持人本與大愛的義診精神照顧在地弱勢鄉親。

（四）宏都拉斯、厄瓜多

自 1998 年密契颶風侵襲造成嚴重災情，慈濟自此展

開賑濟援助。宏國缺藥，以致病人常是看了醫師卻治不了病。在美國慈濟志工多年來的陪伴下，宏都拉斯自 2011年展開志工培訓，從 2013 年開始，慈濟已在宏都拉斯舉辦過六次義診，並在 2016 年成立人醫會。2017 年 5 月，宏國慈濟志工邀請美國慈濟人醫會前來進行醫療志工培訓，並支援第七次慈濟義診。

2016 年 4 月厄瓜多強地震造成嚴重災情，慈濟美國總會志工從初期到長期的醫療與重建援助不間斷。2019年 7 月 14 日國際慈濟人醫會在厄瓜多成立據點，獲得當地十多位醫師響應，由華僑曹呈瀚醫師承擔召集人。

三、大洋洲——澳洲

2002 年，澳洲幾位牙醫系的慈青、醫師與慈濟志工到內陸為原住民鄉親義診。10 多年來，服務地點已從布里斯本拓展至雪梨、墨爾本及柏斯，以牙科治療為大宗。

人醫典範

除了定期前往窮鄉僻壤的無醫村義診外，慈濟人醫會也協助因戰禍而無家可歸的約旦、土耳其難民義診。氣候變遷導致重大天災頻仍，每當發生海嘯、洪災、地震等重大災難時，人醫會總是在第一時間就跟著志工踩進泥

濘、挺進災區。下表列出人醫會從 1999 年在臺灣 921 大
地震中啟動救援後，至今比較大型的慈善醫療服務。

國際慈濟人醫會各國／地區醫療服務			
年度	國家／地區	年度	國家／地區
1999	臺灣 921 地震	2010	智利強震海嘯
2001	薩爾瓦多強震	2012	菲律賓強颱寶發
2002	印尼雅加達水患	2013	菲律賓海燕風災
2003	伊朗巴姆強震	2015	尼泊爾強震
2004	南亞大海嘯	2016	臺灣臺南強震
2005	美國卡崔娜颶風	2016	臺東尼伯特風災
2005	巴基斯坦強震	2016	獅子山伊波拉疫情
2006	印尼日惹震災	2016	土耳其難民潮
2007	玻利維亞水患	2016	約旦難民營
2008	緬甸風災	2017	美國哈維颶風
2008	四川汶川震災	2017	墨西哥強震
2009	臺灣莫拉克風災	2017	馬來西亞豪雨洪災
2010	海地太子港 強震	2019	莫三比克洪災

　　從 1999 年臺灣九二一大地震、薩爾瓦多強震、印尼
雅加達大水患、伊朗巴姆強震、南亞海嘯、美國卡崔娜颶

風風災、緬甸納吉斯風災、海地強震、四川強震、臺灣莫
拉克風災、菲律賓海燕風災,至 2019 年莫三比克洪災,
都有慈濟人醫現身災區的慈悲身影。他們不分種族、宗
教、性別、貧富,以虔誠、尊重、感恩的心,為驚惶失措
的受災者提供醫療服務,他們醫人、醫病,也醫心。

◎ 1999 臺灣九二一大地震

1999 年 9 月 21 日凌晨 1 點 47 分,芮氏規模 7.3 的世
紀強震突襲美麗之島臺灣,震央在南投集集,導致 2,400
多人往生,10,000 餘人受傷。南投地區許多建築崩塌、道
路如肝腸寸斷,震後數小時的清晨,人醫會醫師與慈濟志
工即進入災區搶救生命、提供熱食便當,隨後快速進駐七
個重災區成立醫療站,美國人醫會也趕回臺灣協助。災後
一個月,則由慈濟醫院及人醫會組成醫療團長期駐紮。

地震當日至 11 月 15 日止,共動員醫護人員 2052 人
次,看診 12,407 人次。除定點義診,亦前往居家往診、
宣導環保衛生、助念、發放物資。慈濟志工募心募款並啟
動希望工程,重建災區五十所學校。受災的臺灣人親見慈
濟人的動員力與無私付出,一場災難帶動臺灣人民的愛
心,許多醫師、護理師投入人醫會,拔苦予樂使命自此不
停歇。

◎ 2001 薩爾瓦多強震

2001 年 1 月 13 日，薩爾瓦多發生芮氏規模 7.6 大地震，造成 700 多人死亡、4,000 多人受傷，近 20 萬戶房屋全倒或半倒，120 萬人失去家園。歷經災難的薩爾瓦多貧民，從住在臨時屋變成一無所有。慈濟勘災與醫療小組於三天後趕抵薩國，不畏臭味橫溢，專注義診、發放，並籌劃為災戶重建住屋。

雖然因為人多導致義診現場廁所與環境氣味薰人，但醫師們專心看診不受影響，短短兩個小時看了 200 多人，多數症狀為腹瀉、受驚、厭食等地震症候群。美國慈濟志工與人醫會五度至災區義診、發放，總計 27,300 人獲得一個月存糧，3,900 人接受醫療援助。並於薩卡哥友與鄉米可兩個災區興建大愛一村、二村，落成後，紅瓦白牆，花木搖曳，村民安居樂業，成為薩國的模範社區。

◎ 2002 印尼雅加達水患

2002 年 1 月 29 日，印尼雅加達紅溪河傳出了嚴重洪水災情，當地慈濟志工緊急動員投入急難救助，提供受災民眾飲食、應急民生物資、藥皂和防蚊藥膏。印尼慈濟志工返回花蓮請示證嚴上人因應之道。上人提出「五管齊下」的構想，印尼企業家們返回印尼後開始進行「抽水、

清掃、消毒、義診、建屋」等援助步驟。慈濟志工連續四個月進行發放、義診、清掃、消毒等工作，並將紅溪河畔的卡布村違建戶遷至大愛一村新社區。

卡布村民沿河畔形成一個大型貧民窟，因屬違章建築而無電無水，居民將紅溪河滿是垃圾與排泄物的髒水簡易過濾後，用來洗滌衣物。一場豪大雨沖出河畔貧民聚落的新契機，面積 6 公頃的大愛一村歷時一年多完工啟用，村中包括 1,100 戶住屋、中小學和醫院。長年住陋屋的居民搬進全新的新村，曾經在垃圾堆中生活的違建戶，來到乾淨明亮、有水有電的新環境，健康和教育問題都圓滿解決，也奠定了可持續發展的契機。

◎ 2003 伊朗巴姆強震

2003 年 12 月 26 日清晨，一場強震震垮伊朗六百歲的巴姆古城，更慘痛的是，數萬鎮民生命瞬間消逝。慈濟第一批緊急勘災賑災小組 11 人，在 72 小時的黃金救援時間內，分別從臺灣、約旦與土耳其趕抵重災區。12 月 28 日到 2004 年 1 月，以巴姆鎮東南方的巴拉瓦特（Baravat）為重點關懷區，義診、發放、勘察，膚慰受災受難的民眾。

賑災團駕著勘災巴士充當醫療行動車，每到一定

點，志工們沿著帳棚發放物資時，也將需要醫療服務的災民帶上車診療。10 多天的援助，隨招隨停、隨停隨看，共服務兩百多人，多數症狀不嚴重，但心理傷痛難撫平。醫療團隊居家往診，並發送 100 個醫藥箱，災民接過醫藥箱，由受難者變成助人者，轉而對人群付出關愛。慈濟的關懷持續至 2007 年，共發放 2,500 公噸的大米、援建 5 所希望工程學校。

◎ 2004 南亞大海嘯

2004 年 12 月 26 日，南亞地區發生芮氏規模 9 地震及海嘯，波及斯里蘭卡、馬來西亞等 11 個國家，無預警的洪水與海嘯奪走數十萬人的生命，數以 100 萬計的家園破碎。斯里蘭卡逾 20,000 人喪生，因擔心疫情爆發，慈濟未派先遣人員，直接派出醫療團隊提供義診服務，同時勘災，為長期醫療支援作準備。

由臺灣、新加坡、馬來西亞、美國、加拿大等地慈濟人醫會及志工組成的賑災醫療團，自 2004 年 12 月 29 日至 2005 年 3 月 23 日，共動員 102 人，服務超過 27,000 名病患，也進行民生物資發放。期間更鼓勵災民參與志工的行列，親朋好友在災難中往生的災民非常難過，但穿上服務背心在義診站當志工就覺得很快樂。

慈濟與斯里蘭卡的緣自此不斷，其後發現偏鄉醫療資源不足，便開始展開大型義診服務。2017 年於首都可倫坡大水災的重災區舉辦義診；2018 年，由新加坡與臺灣組成的人醫團隊，再度風塵僕僕地來到斯里蘭卡的巴都拉里亞社區醫院（Baduraliya Divisional Hospital），這是人醫會在此地第 11 次大型義診。醫療團隊 158 人，提供內科、外科、牙科、中醫科及眼科驗光與配眼鏡等服務，三日義診服務合計超過 4,100 人次，遠超預估的 3,000 人次。醫療團隊傾力診療救治，感動在地醫師發願茹素。

◎ 2005 美國卡崔娜颶風

2005 年 8 月 29 日，卡崔娜颶風席捲美國南部，爵士之都紐奧良市因堤防潰決而災情慘重。全美慈濟人第一時間前往德州的收容中心關懷，並發放物資、義診及心靈關懷。

全美慈濟人第一時間前往德州的收容中心，並以大愛醫療巡迴車膚慰災民，「大愛醫療巡迴車」從洛杉磯經 40 個小時、跋涉約 2,000 公里，二位駕駛輪流開車於 9 月 6 日凌晨一點半駛抵德州休士頓，兩天內僅休息 7 小時，創下行駛最遠、最久的紀錄！醫療車有效紓災民牙齒疼痛，化愁容展笑容。9 月 9 日，從臺灣空運 10,818 包的家

庭醫藥包外箱至洛杉磯，裝配 18 項、48 件醫藥用品，方便災民處理小外傷。

自 2005 年 9 月到 2006 年 2 月，慈濟在 15 州內協助超過 20,000 戶家庭，發放超過四百萬美元急難金。災難已過，陪伴不斷。2007 年 3 月 5 日，慈濟美國紐奧良心理諮詢中心成立，協助卡崔娜受災者心靈重建，4 月 23 至 29 日首次在紐奧良舉辦義診。

◎ 2005 巴基斯坦強震

「慈濟是第一個進到我們家鄉的醫療團」，巴基斯坦大地震受災村民在寒風中，娓娓訴說慈濟人醫帶進山谷的溫暖。

2005 年 10 月 8 日，南亞喀什米爾山區發生芮氏規模 7.6 的強烈地震，災區死亡 8 萬多人，受傷 6 萬多人，1,000 多所醫院和 7,000 多所學校被毀。

震後第 10 天，慈濟第一梯次巴基斯坦義診賑災團，突破入境、運輸、後勤補給等重重障礙，進入災區。在海拔 2,000 公尺的高山上，慈濟人醫於倒塌的民舍前、學校操場、簡陋的帳棚區內看診——清創、包紮傷口，載送傷重者到更大的醫療站手術。慈濟醫療站也花很多時間做衛生教育；教導村民換藥、照顧傷口，也叮嚀回診。

從 2005 年 10 月 18 日到 2006 年 3 月 17 日止，在巴基斯坦北部穆札法拉巴德（Muzaffarabad）附近，沿著潔冷河谷多個重創村落，施醫施藥，發放物資、毛毯、帳篷、鋅鐵片等，嘉惠至少 32,600 人次。

◎ 2006 印尼日惹震災

2006 年 5 月 27 日清晨，印尼日惹發生芮氏 6.3 強震，20 多萬戶房屋毀損或倒塌，造成 6,000 多人死亡，數十萬災民流離失所。晚間九點，日惹慈濟志工發放了 170 噸大米給一無所有的災民。31 日，第一梯次由臺灣、新加坡、馬來西亞慈濟人醫會組成的慈濟醫療團前往日惹援助災民。在天候燠熱、醫療設備簡陋的環境中，人醫與時間賽跑，多快一分鐘，就能為災民搶得未來的生機。病患骨折傷處只用簡單的夾板及石膏固定，慈濟醫療團隊當機立斷與當地醫院合作，為災民進行骨科復位及固定手術。這是慈濟國際賑災史上，醫護人員首次在災區直接為病患開刀。

2007 年 7 月 28 日，慈濟中小學正式啟用，當天也進行大米發放以及義診，醫療服務達 3,287 人次。

◎ 2007 玻利維亞水患

2006 年，玻利維亞豪雨成災；2007 年，大雨再度下

個不停。2007年5月慈濟舉行大型賑災發放，8月舉辦義診。然而，到了11月，豪雨讓糧倉聖塔庫魯茲省幾乎化為汪洋，政府宣布進入緊急狀態。2008年2月，美國、阿根廷、巴拉圭慈濟人深入泥濘大地，透過物資發放和義診，膚慰苦痛的心。

當地法國醫院一天至多八檯手術，慈濟義診一天就破了他們的紀錄。慈濟人醫會醫護人員也不吝教導當地醫護人員新的醫療技術與知識。「水患這幾個月來，感覺很無力，快撐不下去了，每天都笑不出來。慈濟人來，讓我們不再孤單，生出重新起步的毅力！」院長曼度薩醫師感恩地說。

救災五、六年後，慈濟的愛善種子已發芽生根，玻利維亞也成立了人醫會，為國內貧病者盡一分力。

◎ 2008 緬甸風災

2008年5月2日晚間，強烈熱帶氣旋「納吉斯」橫掃緬甸，災情慘重。根據緬甸政府保守估計，包括往生與失蹤的「損失人口」將近13萬人，還有一萬多人重傷、150萬人流離失所。

緬甸號稱「世界糧倉」，但救援之路關卡重重，來自馬來西亞、泰國和臺灣慈濟志工賑災團，從5月到8

月初，舉辦 10 多場義診和發放，志工動員超過 2,700 人次，提供糧食、醫藥、生活物資、學童文具，也捐贈稻種、肥料，讓農民趕上夏耕。村民領了慈濟致贈的稻種復耕，家庭及村里就可及早恢復正常運作，有助於平復災後心理創傷。慈濟後續更援建學校、展開教育助學計畫。

災後衛生條件差，造成種種皮膚感染。因為貧窮，居民多以鹽巴下飯，約有七成病患貧血、高血壓問題非常普遍，孩子們營養不良。因此，義診中開出最多的藥物是補血劑與維他命。

有位婦女在義診現場突然休克，血壓過低，腹部凸起。義診現場雖然沒有任何檢查設備，但花蓮慈院副院長許文林醫師當機立斷，判斷是腸子吸收不良引起。醫護人員用維他命加水再混合糖漿與一點鹽巴，調成一杯具有電解質的「救命水」讓她喝下；再帶動眾人搧動紙板，用最原始的方法輸送氧氣，最終搶救了一條生命！

◎ 2008 四川汶川震災

2008 年 5 月 12 日，中國四川省汶川縣發生芮氏（規模）8 大地震，兩岸慈濟志工立即動員。14 日，大陸志工一行 16 人；隔日，臺灣志工 11 人前往四川成都進行勘災，而後決定在羅江縣設置定點，提供熱食。

16 日，緊急採購抗生素、感冒藥、消炎藥、止痛藥、洗手液等藥品運抵災區，可供五萬人次使用。29日，花蓮慈院與什邡市人民醫院，締結姊妹醫院，攜手在災區第一線服務。

慈濟在四川重災區設立服務站，人醫一波波深入災區，啟動義診醫療服務、以四川在地口味的熱食，溫暖一顆顆既驚且慟的心；用溫言軟語問候每位看診病患；以勵志手語歌曲安撫學童死裡逃生的驚慌心情。

一批批慈濟醫院及人醫會醫護自費赴四川義診，深獲當地鄉親信任。三個月來，17 個梯次義診服務 4.5 萬人次，熱食供應 81 萬多份、志工投入 8,915 人次、醫護投入 1,374 人次。

◎ 2009 臺灣莫拉克風災

2009 年 8 月 7 日深夜莫拉克颱風侵臺，超大豪雨引發河水潰堤、海水倒灌、土石流暴發，造成 681 人死亡，18 人失蹤，高雄甲仙鄉小林村慘遭滅村。

8 月 9 日星期日，災後第一天，慈濟立即啟動醫療救助，人醫會醫護藥師踩過泥水進駐重災區，就著沾滿沙塵的簡單桌椅義診、往診、提供醫藥與物資，志工乘竹筏送便當與生活物資。

　　慈濟醫院六個院區也全院動員義診，進駐災區，清掃、醫治、祈福，並打包家庭急救包送往災區。把握災後每一天，馬不停蹄地義診、往診、提供醫藥與物資，美國人醫會成員也飛回臺灣來協助。

　　莫拉克重創臺灣後，高鐵、臺鐵月臺上，每天都滿滿擠著各地前往支援打掃的各界志工。災民們看見送愛的隊伍，少了污泥，多了微笑，因為依靠到了，希望來了。面對未來，全球慈濟人仍將持續勸募愛心。慈濟規劃的永久屋——大愛村社區，不但尊重不同宗教信仰、保留部落文化；還與企業合作，輔導就業、農耕，扶助災民自立，共創節能減碳的綠能新生活。慈濟後續援建永久住宅1,276 戶及兩間教堂、兩座活動中心等，截至 2011 年 4 月止，共投入 37 萬志工人次協助救災及災後重建。

◎ 2010 海地太子港 強震

　　2010 年 1 月 12 日，海地發生芮氏（規模）7 強震，癱瘓首都太子港，總統府、機場震毀，景象如廢墟，瞬間奪走 30 萬條人命。1 月 30 日，慈濟在海地進行第一次發放；2 月 6 日，以美國人醫會為主的醫療團隊先在海地的約旦維和部隊野戰醫院開始義診，包含西醫、牙醫與中醫，針灸也為災民創造出康復奇蹟。自此延續，10 個梯

次慈濟人醫醫療團隊輪番駐診，也接引出海地本國志工接力灑愛。4月3日，慈濟在太子港國家足球場舉行千人祈福會，天主教、佛教、回教及基督教代表聯合祈福。

2011年9月，海地志工回臺灣參加人醫會，返國不久即召募當地醫護於10月22日舉辦首次義診；2013年5月17日，慈濟援建天主教聖恩修女會的三所學校正式啟用，歡慶海地地震後教育的新生。2018年1月11日「慈濟海地志業園區」啟用，關懷持續至今。

◎ 2010 智利康塞普松 強震海嘯

在海地震後一個月，天主教國度智利遇50年來大劫，2月27日，中部第二大城市康塞普松發生芮氏規模8.8強震並引發海嘯，超過七百人喪生、100多萬戶房屋受損，1,000多所學校毀損；智利宣布全國進入「災難狀態」。

阿根廷志工在第一時間組成勘災團，在智利的臺商與華人紛紛投入賑災，從3月20日展開物資發放活動。此時認識慈濟、得知有人醫會的楊創隆醫師發願要在智利推動人醫會；因此在慈濟5月進行的第二波人道救援行動，美國人醫會特地前來協助。

5月29至30日，在重災區附近的吉利威和蘿塔市的

發放活動後，楊創榮召集當地醫師，在美國人醫會的陪伴下完成兩場義診，總統的女兒也來為小兒科義診盡一分力。智利慈濟人醫會在成立三個多月後的 7 月 24 日首次獨自舉辦義診。

◎ 2012 菲律賓強颱寶發

強烈颱風寶發於 12 月 4 日在菲律賓南部棉蘭佬島造成重大災情，至少 1,047 人死亡、超過 840 人失蹤，120 萬家庭流離失所，尤以康波斯特拉山谷省及東達沃省災情最為嚴重。

慈濟勘災義診小組立即前往東達沃省進行醫療協助。慈濟三寶顏聯絡處也採買了外科手術器材和防疫苗等 80 種藥品。團隊在 12 月 14 日一早出發，7 小時後抵達災區，立即在教堂設立義診中心。

災區缺水缺電，人醫團隊首先為脫水的嬰孩注射食鹽水、為災民處理外傷，並利用充電式照明燈持續挑燈夜診；更有人醫自備醫材、抱病看診，只為災民解疾苦。至 16 日，三天共義診超過 1,700 人次。2013 年 1 月，慈濟人醫會前往災情慘重的康波斯特拉谷省義診，服務 991 人，並發放物資給 6,500 戶家庭。

◎ 2013 菲律賓海燕風災

2013 年 11 月 8 日，世紀強颱海燕橫掃菲律賓，造成 6,300 多人死亡，兩萬多人失蹤，340 多萬個家庭受到影響。首當其衝的重災區禮智省獨魯萬市，被形容為「棄城」，放眼望去盡是斷垣殘壁。

災後一週，慈濟人就將物資送入災區，同時啟動「以工代賑」，讓災民們動手清理自己的家園。慈濟人醫會在第一時間加入賑災團隊，前往獨魯萬、奧莫克市舉辦義診並協助發放。

自 11 月 12 日菲律賓慈濟人醫會在宿霧以及奧莫克市的義診開始，慈濟總計出動 9 梯次賑災團，動員來自 13 個國家地區、共計 6 千人次以上慈濟志工前往災區進行人道援助，義診超過 8 千人次、熱食供應 41 萬份、祝福金與物資發放戶超過 6 萬 5 千戶，並計畫性的持續投入重建工程。救災經驗中最可貴的是，原本要被廢棄的獨魯萬城，因為慈濟的用心、付出，透過以工代賑結合當地力量，終於讓獨魯萬恢復原貌。

海燕風災後，自 2015 年起，慈濟人醫會在興華中學舉行一年一次大型義診活動。2018 年是海燕災後五周年紀念，也是大型義診邁入第四年，菲律賓分會楊國英執行

長感恩道:「我們的人力不夠,那時有 10 個國家、分 11 梯次志工來幫忙,有 43 國的志工上街募心募愛,讓在前線的我們無後顧之憂」。慈濟用大愛,創造海燕的奇蹟!

2018 年 10 月 26 日至 28 日,來自新加坡、馬來西亞、臺灣及菲律賓的醫護團隊及志工合計 449 人,持續在禮智興華中學舉行大型義診,為當地民眾拔苦予樂。26 日早上七點不到,中學廣場已聚集長長的隊伍,民眾頂著烈日在帳篷區排隊整齊,耐心等候拿取號碼牌,慈濟志工貼心架上電扇。三天義診共計服務 6,267 位鄉親。

◎ 2015 尼泊爾強震

2015 年 4 月 25 日,佛教的發源地——尼泊爾,地牛大翻身,芮氏規模 7.8 的強震摧毀了文明古蹟,處處斷垣殘壁,傷亡慘重。

4 月 27 日,慈濟首批勘災醫療團迅速動員,盤點賑災與醫材等物資,克服輸運與航班降落困難,繞道泰國,第二天終於抵達災區。爾後在當地熱心人士奔走協助下,取得政府核發醫療准證,配合志工勘災進行義診。

首發團醫師們發現許多骨折傷者亟需手術骨材,立即透過手機社群與臺灣慈院醫師聯繫,再由臺北慈院火速備料,委由第二梯次隨團運送,並協助當地醫院施行手術

或支援麻醉，圓滿九個梯次的義診服務。醫護志工於破房碎瓦間，除照護定點帳棚區，也前往鄉間借用當地醫院、佛寺或農村就地義診，並安排家訪往診。透過訪視、義診、發放、重建等管道，膚慰佛國受災子民。

合計自 4 月 27 日起至 6 月 25 日止，第一梯至第九梯總計有 64 位來自臺灣、馬來西亞、新加坡、印尼人醫會的醫師、藥師、護理師參與義診，服務超過 9,200 人次。後續醫療關懷由尼泊爾當地醫師接力，至 2016 年 4 月 27 日累計達 11,366 人次。

◎ 2016 臺灣臺南強震

2016 年 2 月 6 日凌晨，臺南發生芮氏規模 6.6 強震，造成臺南市維冠大樓倒塌，人員傷亡慘重。臺南慈濟志工與人醫會醫師第一時間趕到現場提供協助，雲嘉南慈濟人醫會成員持續接棒，為久候的家屬與受傷的搜救人員看診。

大林慈濟醫院 11 位同仁在賴寧生院長號召下，前往支援。賴院長擔心災民可能出現「壓力創傷症候群」，後續又結合中醫師、臨床心理師、物理治療師、職能治療師，組成醫療團隊前往關懷。

2 月 10 至 11 日，花蓮慈院中醫部團隊也挺進災區周

圍醫療站，透過針灸及推拿等，緩解民眾與救災人員的疲憊不適；2 月 11 日，臺中慈院簡守信院長率隊，將七百瓶中醫自製的「寬心油」送往災區。

慈濟志工除在救災現場安慰家屬並獻上熱騰騰的餐食，體恤救災人員的辛勞外，救災告一段落之後，亦長期陪伴受災受傷的鄉親走過漫長的復健與重建家園之路。

◎ 2016 臺灣臺東尼伯特風災

2016 年 7 月 8 日，強烈颱風尼伯特重創臺東地區。關山慈濟醫院院區受淹水災情影響，接連清理數日後即投入救災行列。潘永謙院長兩度帶領院內同仁前往公東高工與臺東體中，協助清理被巨型樹幹和龐大斷枝落葉所淹沒的校園。

災後第二天，花蓮慈院醫療團隊跟隨人醫會總召暨醫療志業執行長林俊龍醫師的腳步，前往災情慘烈的臺東香蘭村賑災，協助清掃家園，展開逐戶安心關懷。爾後，關山慈院中醫科與臺東縣中醫師公會共同發起「守護臺東‧中醫接力大義診」，兩週內邀集全臺 11 縣市醫療團隊齊聚臺東慈濟靜思堂聯合診療，服務 478 位鄉親；緊接著東區慈濟人醫會於太麻里舉辦義診，醫護膚慰災民身心。

◎ 2016 獅子山伊波拉疫情

2014 年西非爆發伊波拉疫情，超過 10,800 人往生，成千上萬個孩子成為孤兒，內戰長達 11 年的獅子山早已經濟崩潰，碰上疫情更是雪上加霜。慈濟鎖定疫情最嚴重的獅子山共和國，與當地慈善機構合作提供援助。

2015 年 11 月，慈濟發起「跨越一萬三千公里的愛——為獅子山共和國募衣」活動。2016 年 3 月運送農委會委託發放的 2 萬包大米（共二百噸），加上近 12 萬件二手衣物、24 萬 6 千個口罩、近 2 萬 6 千雙布鞋、塑膠鞋、皮鞋及 1 萬多雙拖鞋，還有慈濟的福慧床，援助獅子山。

2017 年 11 月由慈濟美國總會牽線，獅子山三四軍事醫院與花蓮慈濟醫院簽署醫療合作意向書，進行傳染病防治與檢疫技術交流。

◎ 2016 土耳其難民潮

2011 年初以來，敘利亞內戰不斷，龐大的難民潮逃往鄰近國家。土耳其伊斯坦堡蘇丹加濟市就有 36,000 位敘利亞難民聚集於此。土耳其慈濟志工胡光中師兄、周如意師姊等人深入探訪敘利亞難民生活狀況，2014 年 9 月展開難民援助，至 2017 年 11 月，包括慈善發放以及教

育、醫療項目，幫扶的敘利亞難民已達 78 萬多人次。

從慈善發放到設立六間滿納海難民學校；從借用教室到擁有正式的校園，慈濟輔導難民孩子們脫離困苦童工的生活，有了接受教育、改變命運的機會。慈濟人深入難民家庭發現醫療需求，於是從無到有、奔走籌畫了一年，2016 年 3 月 1 日，「慈濟義診中心」終於在伊斯坦堡啟用，3 月 7 日正式營運，不到三個月已照護超過 1 萬人次的難民鄉親。

義診中心規模雖然不大，卻五臟俱全，提供家醫、牙科、眼科、內科、小兒以及婦產科、耳鼻喉科等七科服務。13 位醫生、15 位護士，加上以工代賑的 6 名志工，每天從早上 6 點半到晚上 10 點半，平均一天為三至四百位病人治療。至 2018 年 4 月底，已照顧超過 17 萬 7 千人次。原本因為逃難而失去工作的敘利亞醫護，在義診中心重拾專業與自信，也讓難民能接受醫師以熟悉的語言問診治療，重展健康開朗的笑容。

◎ **2016 約旦難民營**

敘利亞內戰烽火綿延八年多，數百萬人被迫逃離家鄉，擠身於沒水沒電、環境惡劣的約旦難民營。孩子生病了，大人們束手無策，慈濟約旦分會執行長陳秋華數次回

臺奔走求援，慈濟人醫會於 2014 年 2 月首度組團前往約旦安曼義診。

睽違三年，2016 年 12 月 24 日耶誕節前夕，臺灣慈濟人醫會一行 35 人，攜帶超過 500 公斤的藥品及藥材，從臺灣飛行、轉機長達 16 小時，抵達安曼與美國慈濟人醫會合，於約旦馬夫拉克省難民學校、阿紮來卡難民營第六區、約旦河谷及安曼，啟動 2,000 人次以上的大規模發放及義診，並於 12 月 31 日圓滿結束，六天義診總共看了 1,048 人次。

2018 年 7 月 21 日，臺灣慈濟人醫團隊飛越 8,200 多公里，再度前往約旦，加上兩位美國牙醫師共 49 人，與當地志工、醫護團隊會合，總計參與義診人數 116 位。自 23 至 27 日，在塔拉博特社區中心、阿紮來卡難民營、馬弗拉克進修中心，提供牙科、內科、外科、婦科，以及中醫義診，這次貼心安排牙科、中醫、婦科的女醫師加入服務，嘉惠 2,439 人次。

除大型義診外，約旦分會自 2016 年 3 月 24 日起，援助札塔里難民營病童接受緊急醫療，截至 2018 年 4 月已補助了 449 例的手術費用。

2019 年 7 月 27 日，人醫之愛再度啟程。58 位來自臺

灣、美國、英國、荷蘭等地的醫療志工，抵達約旦，一下飛機便前往貝都因帳棚區訪視、發放生活物資，接著又前往歐菈小學和慈心之家，關懷敘利亞難民學童。7 月 28 日到 8 月 1 日，五天的義診服務了 2,517 位鄉親及難民，這份延續的大愛，從未停歇。

◎ 2017 美國哈維颶風

2017 年 8 月 25 日哈維四級颶風登陸美國，挾帶強風暴雨和龍捲風，數日之間造成休士頓癱瘓及德州洪水成災，百人死亡，房屋毀損 25 萬戶，成為美國史上第五大慘重的天災。

慈濟美國總會自 9 月 9 日起在休士頓進行發放，並於 9 月 16 日於迪金森舉辦第九場，為慈濟在美國本土最大型發放活動，動員志工超過 200 位，發放將近 3,000 戶，會場同時舉辦義診，義診有內科、家醫科、牙醫、中醫針灸、血壓血糖檢查，合計服務 208 人次。

位於會場的大愛醫療車，是遠從加州出發，三天兩夜接力開到德州，不畏 2,500 公里的車程，只想為災民盡一分心力。至 10 月初，陸續在不同災區舉辦發放與義診，關懷災區的互動至今仍持續。

◎ 2017 墨西哥強震

2017 年 9 月 7 日，墨西哥南部發生芮氏規模八點一的地震，近百人喪生。9 月 19 日，墨西哥普埃布拉州再度發生 7.1 強震，傷亡人數逾千。慈濟志工從 9 月 24 日起陸續前往勘災，災後治安不穩定加上百廢待舉，讓志工面臨重重考驗，但依然突破難關，帶動當地居民勘災訪查。歷經兩個月的逐戶訪查，12 月 3 日起，來自臺灣、美國、阿根廷、厄瓜多等 13 個國家地區，精通英文、西班牙文的慈濟志工及醫療團，陸續前往墨西哥；12 月 7 日起，深入重災區，舉行十場大型發放與義診，發放超過 1 萬戶的物資卡與慈濟毛毯，服務超過 5,000 多病患。

當地神父岡薩雷格感恩慈濟人千里迢迢來此協助，讓愛無國界。當地市府對於慈濟志工的無私付出感動不已，其中四個城市更頒定 12 月 7 日為「慈濟日」或 12 月為「慈濟月」。

此次賑災不僅帶動當地人成為慈濟志工，也在受災鄉親心中種下愛的種子；2018 年 2 月，臺灣花蓮發生地震，墨西哥鄉親得知後紛紛主動捐款，表達深切的祝福與感恩。

◎ 2017 馬來西亞豪雨洪災

馬來西亞的檳城和威省，2017 年 11 月 4 日遭逢長達 15 個小時的豪雨，導致 100 多個地區發生土崩，甚至連渡輪都被吹上碼頭，許多從未淹水的地區也無法倖免。檳城中央醫院等許多醫療機構都泡在水裡。北海的第一洗腎中心慘遭大水侵襲，18 位腎友也轉介到北海慈濟洗腎中心。威省更有近 2,000 人被送往收容中心避難。

慈濟志工趁著雨勢變小，立即啟動關懷行動，除了分送熱食，協助學校清掃淤泥；人醫會成員更走入重災區關懷民眾、設置醫療站進行義診。其中有許多災民有慢性疾病，大水高漲時急著疏散，來不及把藥物帶出來，導致兩三天沒有吃藥；有些匆忙疏散時被異物割傷；有些剛動過手術需要換藥等，幸而有人醫會義診協助，讓各族裔的傷病災民都非常感恩。

◎ 2019 莫三比克洪災

2019 年 3 月中旬強烈熱帶氣旋伊代（Idai）兩度重創東非，大量雨水造成辛巴威、馬拉威、莫三比克三國嚴重水患，尤其是莫三比克中部沿海索法拉省首當其衝，洪水毀滅房舍，死傷慘重。

臺灣慈濟人飛至三國與當地人數不多的志工會合勘

災、發放，並在 5 月於莫三比克舉辦大型義診。賑災義診團隊有來自美國、澳洲、香港和臺灣共 52 位慈濟人。

臺灣高雄區慈濟人醫會的葉添浩醫師提早於 5 月 12 日抵達貝拉，先勘查義診場地及規畫義診相關事宜，也與小兒科林玉英醫師、葉欣怡護理師下鄉往診，進行義診宣導。

5 月 18 日，醫療團在義診開始前，先到重災區拉梅高村訪查。村內有新磚砌成的房子，而沒能力的人則繼續住在帳篷區，忍受高溫悶熱的惡劣環境。還有人住在泥地上，僅以一片破蚊帳蓋住的土沙推為家。

此次義診將在重災區索法拉省堤卡中學、拉梅高中學、貝拉的天主教大學（UCM）健康醫學院及馬普托「慈濟的家」舉辦，因應莫三比克境內十餘種方言的窘境，義診現場有來自三所大學醫學、公衛等科系的 50 位學生協助問診翻譯。第一天午後，義診人數漸少，下午三點，醫師們分為三組，前往拉梅高村為不便前來的居民診療。

莫三比克醫師缺乏，天災後求醫更是難上加難！許多鄉親一輩子沒看過醫生，所以每一科都排著長長的人龍等候。牙科更是擠滿了人，忙得連喝水的時間都沒有，雖然大家站得雙腳痠痛，卻沒有人喊累，只擔心看不完的病

人。夏毅然醫師分享,當時牙科助理黃鳳嬌說:「他們等了一輩子才第一次看牙醫,我們才忙這幾個小時,一定要撐下去!」這句話給予團隊在體力極限時支撐下去的助力。現場還有來支援的在地護理師,肯定臺灣的投入決定加入慈濟人醫會。四天義診共嘉惠 4,951 人次。

全球影響

國際慈濟人醫會成立 20 多年來,成員與服務足跡持續開展,不論是核心理念、運作模式、醫療專業等各個層面的行動實踐,展現慈善醫療多面向的影響力。

一、醫療體系與人醫會互為輔弼

慈濟醫療志業肇始於上人的慈悲大愛,1972 年 8 月於花蓮市仁愛街小小的義診所,每週固定兩次義診,並且不定期舉辦下鄉巡迴義診,當時已經具備人醫會的雛形。1986 年 8 月,花蓮慈院啟業後,有醫院作後盾,重病悉得收治。

臺灣七家慈濟醫院的大醫王和白衣大士以救拔病苦為使命,除了來院大德外,還有很多遙遠偏鄉的角落以及都市的暗角,苦苦等待醫療照拂。於是,慈濟醫療體系的醫、護、藥、復健師同仁,不時走出診間,跟著慈濟菩薩

前往窮鄉僻壤、長街陋巷，為病苦無依的寂寞老人或者疾病纏身的中壯年人療治沉疴，甚或安排患者到醫院進一步治療。

1998 年國際慈濟人醫會成立後，慈濟的醫療系統更結合人醫菩薩在各地合辦義診；醫院可以作人醫會的後盾，人醫會則是醫院的手和眼，兩者互為表裡。海外有慈濟人的地方也都陸續成立人醫會，如美國、菲律賓、馬來西亞、新加坡、香港、越南、泰國、緬甸等等。在全球遍撒大愛的網絡，讓貧病苦難者得救而安。

二、啟發與帶動：從民間義診到全球醫療援助

國際慈濟人醫會最大的特色，不僅具備專業的醫事人員，大批的志工參與也使得服務項目和範圍較一般義診更廣，包含醫院、洗腎中心、義診中心等功能。全球各服務據點成員，不分種族與信仰，平日在居住地服務，遇有國際間重大災難時，各國成員也會就近或跨國緊急支援。

服務項目因各國民情、法令而有不同，例如臺灣的人醫會，定期、定點巡迴偏遠山區及離島無醫村，舉辦健檢、義診與衛教，並在都市為遊民、獨居老人、清寒戶等義診及居家往診關懷。而醫療匱乏的菲律賓，義診求治人數動輒數千，掛號開刀者一字排開、浩浩蕩蕩。擁有數個

醫療服務據點的美國，則在義診之外，著重醫療諮詢、健康講座。各地規模、人力或有不同，但不忍患者為貧病受苦的悲心，則無差別。

國際慈濟人醫會結合慈濟慈善志業，不僅施醫施藥，治療貧病者的苦痛，更膚慰陪伴、適時提供經濟支援，期盼綿密編織的愛的防護網，護衛人人離苦得樂。當世界各地人醫會的運作趨於成熟，應運而起的是當地義診中心或醫院的成立，使得慈濟醫療支援在全球連結成一座緊密的醫療網，跨國合心協力為搶救生命而努力。

慈濟人醫會的理想，將繼續帶動全球更多仁醫仁術的大醫王、白衣大士，真正以人為本，以病苦為師，永遠將病人的需求放在第一位，使身受痛苦、心靈恐懼的病患，得到身心靈的治療與膚慰，由此在國際間，帶動一股嶄新的醫療人文。

三、兼顧軟硬體，實踐醫療人文

曾跟著慈濟義診團隊走入約旦、近身觀察慈濟義診團的《康健雜誌》林貞岑副總編輯，受邀在 2019 年 9 月 TIMA 年會演講時提到：「一般看到的義診可能很陽春，帶著簡單的儀器去做簡單的治療。不過在慈濟約旦義診上，見識到的是五星級的行動醫療設備，醫療志工的

『007 手提箱』裝備齊全、功能強大，可以立馬變出一個高級的診所。」人醫會另外還開發出為植物人義診服務時，可以加強水壓的洗牙輔助工具，而志工們可以在很短時間內就把儀器和設備組裝好，牙科醫療小組可以像在醫學中心的診療區一樣的運作，功能組志工展現關鍵的角色與重要性。

2019 年 5 月，國際慈濟人醫會前往莫三比克舉辦大型義診，由於當地醫師薪資不高，也缺乏就業機會，但義診中仍有數名當地醫師一起加入看診行列，而天主教大學（UCM）健康醫學院的院長莫妮卡（Monica Inroga）醫師，是此次義診合作的主要窗口，她也帶著醫學生們參與，在義診現場協助翻譯並且跟著慈濟人醫會的醫師學習，莫妮卡醫師向臺北慈院趙有誠院長分享了她在慈濟莫三比克義診所看到的三個感動：「第一是看到穿上慈濟志工背心的莫國人民主動幫助別人；第二是看到醫療志工團隊的互動，相處平等、沒有階級之分，就像一家人；第三是看到花蓮慈院婦產科陳寶珠醫師，以醫學中心服務的品質，非常仔細地對每一位孕婦產檢、衛教，是自己和所有莫三比克醫師的導師」。一場義診不僅是慈善結合醫療資源的整合示範，更讓一個外國醫師具體而微接收到慈濟醫

療人文的體現。

四、延伸與永續：年會凝聚，耕傳心法

國際慈濟人醫會成立 20 多年以來，加入組織的醫師、護師、藥師、復健師等等醫療相關專業人士遍及十八個國家地區，平時大家在各自的崗位，每年的中秋前夕依約歸來花蓮與上人團聚，參與「國際慈濟人醫會年會」，同時相互切磋技術，吸收醫學知識，最重要的是增長慈悲心、付出關懷情。尤其遠在地球彼端的巴西、阿根廷、巴拉圭等人醫菩薩人數不多，仍能用歲月累積愛的能量無私地付出，長期守護當地窮困病患，足見難行能行之用心。此外，還有國際慈濟人醫論壇，不僅讓全球的人醫交流學習、在地的慈濟組織能夠凝聚，也接引更多有心的醫療志工參與，代代守護、心法相傳，讓人醫之愛永續。

國際慈濟人醫會和慈濟慈善志業的無縫整合與接軌，在全球數十個國家地區，不分國家、宗教與種族，在最急需醫療援助的角落，搶救災民與難民的生命，維護貧苦民眾的健康，展現慈濟的大愛精神，獲得受助地區政府、民眾和醫療人員的讚嘆，以及國際社會對慈濟慈善醫療的肯定。

2010 年 7 月 19 日臺灣深夜 11 點，聯合國六大常

設組織之一的經濟社會理事會（ECOSOC），正式通過
慈濟基金會成為該理事會的「非政府組織的特殊諮詢委
員」（NGO in Special Consultative Status），肯定慈濟在全球
超過 70 個國家的慈善與醫療的重大貢獻，特別是在 2004
年底南亞海嘯、2008 年 5 月四川地震、2010 年年初的海
地地震、智利地震等重大災難，慈濟志工都是走在最前，
做到最後，以平等大愛的精神協助災後重建。

　　證嚴上人在隔日（7 月 20 日）早上的志工早會獲知
此一訊息，當場慈示聯合國對慈濟的肯定，表示慈濟人的
責任加重了。至今 10 年又過，慈濟人醫會持續如常的展
現慈悲大愛。

附錄一：國際慈濟人醫會（TIMA）成員全球分布

各大洲	國家 / 地區	醫師	護理 人員	醫技 人員	藥劑 人員	志工	總計
亞洲 （12）	臺灣	671	714	224	337	610	2,556
	馬來西亞	484	190	95	110	561	1,440
	新加坡	375	426	57	126	0	984
	斯里蘭卡	2	0	2	0	19	23
	印尼	706	314	4	141	200	1,365
	菲律賓	222	17	6	5	220	470

亞洲 （12）	越南	30	23	7	15	180	255
	緬甸	2	4	0	0	0	6
	泰國	274	558	2	178	621	1,633
	汶萊	1	0	0	0	1	2
	香港	15	37	0	0	5	57
	約旦	6	0	0	1	7	14
美洲 （5）	美國	1,028	272	76	20	3,313	4,709
	加拿大	194	0	0	0	90	284
	巴西	32	32	1	3	120	188
	宏都拉斯	15	5	0	0	0	20
	墨西哥	9	4	0	0	0	13
大洋洲 （1）	澳洲	283	144	43	15	251	736
總　計		4,349	2,740	517	951	6,198	14,755

資料來源：慈濟基金會宗教處（統計時間：2019/12/31）。

附錄二：國際慈濟人醫會（TIMA）大事紀（1995-2019）

◎ 1995/04 菲律賓呂宋島山區義診。在慈濟菲律賓分會的力邀下，菲律賓崇仁醫院的醫護人員和多位慈濟志工帶著麻醉機與藥品進入呂宋島北端的碧瑤山區。三天義診除了看診給藥之外，還為 173 位患者進行手術治療，在克難的手術室裡完成甲狀腺、皮膚腫瘤、白內

障、假牙。

◎ 1996/09 農曆八月十五日，菲律賓崇仁醫院副院長呂
　秀泉醫師帶著菲律賓的醫療團隊成員回到花蓮靜思精
　舍與證嚴上人共度中秋，自此，「中秋的約定」年年接
　續。

◎ 1998 年 全球人醫會成員有志一同，也在每年中秋節回
　臺灣團聚。2000 年起，國際人醫會年會亦在中秋前後
　舉辦，原本師徒間溫馨的中秋約定，延續至今已成國
　際級醫療盛會。

◎ 1996/10 臺灣成立「慈濟醫事人員聯誼會」，以「醫
　病、醫人、醫心」為宗旨，舉辦義診服務。

◎ 1997/06 於美國夏威夷慈濟聯絡處會所成立義診室。

◎ 1997/08 馬來西亞檳城成立「佛教慈濟洗腎中心」，提
　供貧病免費洗腎治療。

◎ 1998/10 正式成立「國際慈濟人醫會」。

◎ 1999/03 3 月 15 日臺灣花蓮的玉里慈濟醫院啟業。

◎ 1999/09 臺灣九二一賑災義診。

◎ 1999　首屆 TIMA 年會在美國加州洛杉磯舉行。

◎ 2000/03 3 月 15 日臺東關山慈濟醫院啟業。

◎ 2000/05 成立美國夏威夷慈濟義診中心。

◎ 2000/08　8 月 13 日大林慈濟醫院啟業。

◎ 2000/09　TIMA 年會在臺灣舉行，地點為大林慈濟醫院。

◎ 2001/01　薩爾瓦多強震賑災義診。

◎ 2001/09　國際人醫 2001 年年會，主題：「人本醫療」。

◎ 2002/01　印尼雅加達水患賑災義診。

◎ 2002/03　在馬來西亞成立日得拉慈濟洗腎中心。

◎ 2002/05　成立馬來西亞馬六甲慈濟義診中心。

◎ 2002/09　TIMA2002 年年會，主題：「守護生命磐石」。

◎ 2002/11　在馬來西亞成立北海佛教慈濟洗腎中心。

◎ 2003/05　成立馬來西亞巴生慈濟義診中心。

◎ 2003/08　印尼雅加達成立「金卡蓮慈濟大愛診所」，
　　2006 年 6 月更名為印尼慈濟醫院。

◎ 2003/09　TIMA2003 年年會，主題：「分享防疫經驗」。

◎ 2003/12　伊朗巴姆震災義診。

◎ 2004/07　菲律賓三寶顏成立慈濟大愛復健暨義肢中心。

◎ 2004/08　在新加坡牛車水成立「佛教慈濟義診中
　　心」（2008 年 11 月搬遷至紅山社區）。

◎ 2004/09　TIMA 2004 年年會：「以人為本、以病為師」。

◎ 2004/12　南亞海嘯賑災義診。

◎ 2005/05　5 月 8 日臺北慈濟醫院正式啟業。啟業前一週

舉辦感恩回饋義診。

◎ 2005/08　在印尼成立「萬隆慈濟義診中心」。

◎ 2005/08　美國卡崔娜颶風賑災義診。

◎ 2005/09　美國南加州南愛滿地成立慈濟社區門診中心。

◎ 2005/09　TIMA2005 年年會:「急難醫療與人文」。

◎ 2005/10　巴基斯坦震災義診。慈濟義診賑災團突破運輸、補給等重重障礙,關懷延續至隔年 3 月,在多個重創區義診、發放物資,嘉惠至少 32,600 人次。

◎ 2006/05　印尼日惹震災義診。

◎ 2007/01　元月 23 日臺中慈濟醫院正式啟業,以為期兩週的義診回饋鄉親。

◎ 2007/02　美國南加州南愛滿地成立慈濟中醫門診中心。

◎ 2007/06　在菲律賓馬尼拉成立「慈濟菲律賓義診中心」。

◎ 2007/09　TIMA2007 年年會:「醫療與環保」。

◎ 2007/12　成立馬來西亞吉隆坡慈濟義診中心。

◎ 2008/02　玻利維亞水患賑災義診。總計發放 2,780 戶物資,超過萬人受惠。

◎ 2008/03　在美國南加州南愛滿地成立「牙科門診中心」。

◎ 2008/05　緬甸納吉斯風災發放義診。

◎ 2008/05　四川賑災義診。

◎ 2008/08 在菲律賓三寶顏成立「慈濟大愛眼科中心」。

◎ 2008/09 TIMA2008 年年會:「促進健康傳播愛」。

◎ 2009/08 臺灣莫拉克水災義診。

◎ 2009/10 TIMA2009 年年會:「善用生命良能」。

◎ 2010/01 海地太子港強震賑災義診。

◎ 2010/03 智利康塞普松強震義診。

◎ 2010/09 TIMA 2010 年年會「淨身心、護大地、育良才、傳大愛」。

◎ 2010/11 在美國加州威明頓成立「慈濟社區門診中心」。

◎ 2011/09 2011 年 TIMA 年會:「愛與感恩・傳承與覺醒」。

◎ 2012/09 TIMA2012 年年會,在臺灣舉辦首屆「國際慈濟人醫會臺灣論壇」,主題:「傳統、現代、變與不變」。

◎ 2012/12 菲律賓寶發強颱義診。

◎ 2013/09 TIMA2013 年年會:「蛇杖傳人,捨我其誰」。

◎ 2013/11 菲律賓海燕風災義診、賑災、大愛村興建。

◎ 2014/02 約旦難民營義診及發放。

◎ 2014/05 第二屆「國際慈濟人醫會臺灣論壇」在臺灣花蓮慈濟靜思堂舉辦。

◎ 2014/09 土耳其難民潮義診與發放。

◎ 2014/09 2014 年 TIMA 年會，主題「感恩、尊重、愛」。

◎ 2015/04 第三屆「國際慈濟人醫臺灣論壇」以「誠情醫療福富足」為題，在花蓮慈濟靜思堂舉辦。

◎ 2015/04 尼泊爾強震義診賑災。

◎ 2015/09 2015 年 TIMA 年會，主題：「災難救助」。

◎ 2015/11 獅子山共和國防疫與賑災。

◎ 2016/02 臺灣臺南強震賑災、義診。

◎ 2016/03 第四屆「國際慈濟人醫論壇」以「遍植大愛種子、力行慈濟人文」為題，在菲律賓舉辦。

◎ 2016/07 臺灣臺東尼伯特風災賑災義診。

◎ 2016/09 TIMA2016 年年會，主題：「慈濟 50、慈院 30、人醫 20」。

◎ 2016/11 成立新加坡慈濟日間康復中心。

◎ 2016/11 2016 年慈濟基金會（新加坡）與裕廊保健集團合作經營湖畔全科醫療診所，2016 年 11 月 23 日起由慈濟接管運作。

◎ 2016　土耳其難民潮義診、發放。

◎ 2017/03 第五屆「國際慈濟人醫論壇」以「跨越醫療的愛」為題，在吉隆坡慈濟靜思堂舉辦。

◎ 2017/07 緬甸爆發流感疫情，慈濟人醫會協助防疫並支援醫療物資。

◎ 2017/07 美國德州哈維颶風義診及賑災。

◎ 2017/09 墨西哥強震義診及賑災。

◎ 2017/09 2017 年 TIMA 年會：「二千五百年的誓約」。

◎ 2017/11 馬來西亞豪雨洪災義診賑災。

◎ 2018/04 第六屆「國際慈濟人醫（臺灣）論壇」以「人醫守護長照情」為題，在臺北新店慈濟靜思堂舉辦。

◎ 2018/07 約旦難民營為敘利亞難民義診。

◎ 2018/08 南臺灣水災賑災義診、發放熱食並協助災民清理家園。

◎ 2018/09 TIMA2018 年年會「人醫之愛，廣披寰宇」。

◎ 2019/01 厄瓜多首度大型義診，七天共嘉惠 4,074 人次。

◎ 2019/03 柬埔寨茶膠省大型義診，319 位國際慈濟人醫會成員，總計服務 5,789 人次。

◎ 2019/03 國際慈濟人醫論壇首度移師美國，在加州聖迪瑪斯以「健康心覺醒：從身心靈探討健康促進」為題。

◎ 2019/05 東非莫三比克義診、發放。

◎ 2019/07 約旦四地大型義診，服務 2,517 人次。

◎ 2019/08 寮國首度舉辦大型義診，三天義診共計服務 3,105 人次。

◎ 2019/09 2019 年 TIMA 年會，主題：「慈悲蘊智慧，人文育科技」。

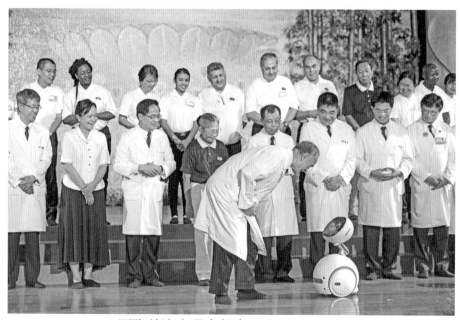

國際慈濟人醫會年會（攝影／陳明清）

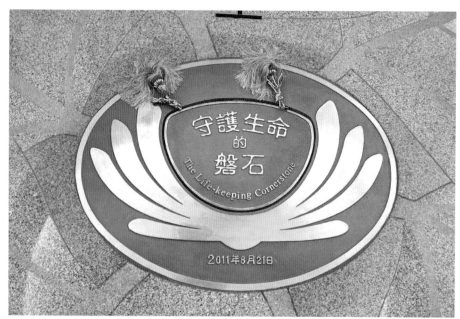

守護生命的磐石（攝影／黃思齊）

第 ❽ 章
醫療、健康與永續發展

許木柱
（慈濟大學榮譽教授）

　　新世紀至今 20 年間，全球各地都遭遇相當嚴重的天災或人禍，例如臺灣 1999 年的車籠埔斷層引發的集集（九二一）大地震、2001 年美國紐約雙子星大廈的 911 恐怖攻擊、2004 年底的南亞大海嘯、2008 年五月的緬甸熱帶氣旋和四川汶川大地震、2009 年 8 月重創南臺灣的莫拉克風災、2013 年侵襲菲律賓的海燕颱風等。不管是天災或人禍，都對民眾的財產和生命造成嚴重的傷害。921 大地震和 911 恐怖攻擊都在一瞬間造成 2,000 多條寶貴生命的流失，汶川大地震造成將近 8 萬四川民眾死亡，南亞大海嘯更導致罹難和失蹤人數超過 30 萬人。

　　對人類生命與健康傷害更大的是嚴重的流行疾病，例如從 1918 年春季開始，由 H1N1 病毒在美國堪薩斯州和歐洲（法國、西班牙）盛行的流行性感冒，後來被稱為西班牙大流感（1918 flu pandemic），造成歐洲造成當時世

界人口約四分之一的 5 億人感染，估計死亡人數上修至 5,000-9,000 萬之間，是人類歷史上僅次於黑死病的最致命流行病。

與 1918 大流感相距 80 多年後，全球 29 個國家地區於 2002-2003 年感染嚴重急性呼吸道症候群（SARS），造成全球 30 個國家超過 8,000 人感染。更嚴重的是 2019 年底至今的一年間，引發嚴重肺炎的「2019 冠狀病毒」（COVID-19）更全面重創全球民眾的健康。至 2021 年 1 月中旬的統計，全球確診人數累計已超過 9,000 萬人，死亡人數超過 200 萬人，疫情特別嚴重的包括美國、印度、巴西等。

新世紀臺灣嚴重的公共衛生問題是 2003 年 4 月的 SARS。臺北和平醫院爆發集體感染，4 月 24 日封院，和平醫院成為孤島，院內人員和整體社會瀰漫著緊張與不安。危急時刻，曾擔任過臺北市衛生局長的慈濟大學公衛系教授葉金川，自願進入和平醫院協助抗煞。慈濟基金會發起「同心共濟弭災疫」運動，慈濟人也在醫院外設立「慈濟防疫送愛服務站」，志工 24 小時輪值，為隔離民眾傳遞需求，也配合社會局籌備物資與人力，並在 5 到 6 月間，舉辦近百場戶外「愛灑淨心祈福會」。在最危急時

刻,慈濟展現出安定人心的力量。

對於 2020 年初發生的新冠狀病毒,由於臺灣衛生主
管部門及早部署,民眾也高度配合戴口罩、保持社交距離
及自我隔離等措施,因而有不錯的防疫表現。而在後山的
花東地區,更因為地處偏遠、地廣人稀,加上醫療院所、
民眾和商家都嚴格遵循防疫規定,因此完全沒有疫情,甚
至也沒有明顯的搶購口罩的現象。

除了這些因素之外,花東地區未感受到疫情嚴重性
的另一個關鍵因素是花蓮地區擁有慈濟、門諾和衛福部花
蓮醫院等大型醫療機構,提供了極為充足的醫療救治與護
理照護人力,特別是於 2002 年獲准升格為東部唯一醫學
中心的花蓮慈濟醫院,更在發生重大災難或緊急醫療個案
時,成為守護民眾健康的最後一道防線。

經過因應 2003 年「嚴重急性呼吸系統綜合症」
(SARS)及花蓮地區偶發性疑似漢他病毒的考驗,這最後
一道防線在守護健康、守護生命的神聖目標上,展現出
值得信賴的成果,落實醫院設立的目的:本著「尊重生
命」的理念,在花東地區落實以病人為中心的急性醫療及
社區醫療照顧。實際上,慈濟醫療體系在致力於本身醫療
與服務品質的提升之外,也極力配合政府相關單位的健康

政策，包括衛生署推動的區域衛生保健責任區、急救責任醫院制度等，2020 年 7 月 4 日報載花蓮慈濟醫院承接衛生福利部健保署的委託計畫，設置「花東醫事人力媒合平台」，為花東地區需要的醫事人力盡一分社會責任。

　　人類學全貌觀（holism）的理論觀點認為社會中一個因素的改變可能影響其他因素的改變，因此醫療體系雖以人類的生命健康為目標，但其影響可能受到包括經濟與價值認知等因素的影響，同時醫療體系也可能影響個人身心健康以外的其他現象，包括家庭經濟、社會發展。筆者在〈醫學人類學〉一文中指出許多研究已經指出求醫行為固然受到外在環境因素，如人口特徵、醫療資源分配等相當程度的影響，但個人的主觀經驗與感受，以及對不同醫療體系的認知與接受程度，對個人的醫療保健行為扮演極重要的影響因素（許木柱，1992:247）。臺大醫學院前院長謝博生醫師（2002）和中央研究院醫療社會學家張苙雲（2005）二位教授，在同樣主標題的《醫療與社會》書中，都極為精闢的表達這種多面向因素影響健康的觀點。

　　對於全球各國的發展，總部位於紐約，屬於聯合國大會附屬機構的開發計劃署（Development Programme，UNDP）於 1965 年成立，是世界上負責技術援助的最大

多邊機構，主要工作是為發展中國家提供相關技術的建議、培訓人才與提供設備，以協助發展中國家的發展。該署從 1990 年開始每年定期發布年度報告。至今將近三十年的《人類發展報告》（Human Development Report），各年度強調的主軸各有不同，例如 1990 年第一年度報告的主軸為「人類發展的概念與評量」，隔年（1991）以「人類發展的財務支援」為主軸；2020 年預定的主軸為「人類發展與人類世」（Human Development and the Anthropocene），模擬地質年代，如更新世（Pleistocene），強調以「人類」為重心的「人類世」，重點在凸顯「人類和地球均衡」的重要性（參見 UNDP 網站，2020 年 6 月查詢）。

可見這個承擔發展中國家與地區發展的聯合國組織，會隨著全球不同年度的發展狀況提出相對應的主題，但不變的是在評量人類發展狀況時，其年度報告至今都強調經濟、健康和教育三大指標，以呼應該組織立的宗旨：在 170 個國家地區「減低貧窮並保護地球」，而終極目標則在促成個國家地區的「可持續發展」。就醫療事業而言，若從生命健康照護的層面提升至「可持續發展」的層面，更可彰顯醫療對各個社會與地區整體發展的重大貢獻。

　　證嚴法師於 1966 年在花蓮創辦佛教克難功德會，後來為了興辦花蓮慈濟醫院而向臺灣省政府申請設立「財團法人佛教慈濟慈善事業基金會」，在 1980 年 1 月 16 日獲得立案通過。多年後，因為照顧的對象遍及全臺，因而內政部申請全國性的財團法人登記，於 1994 年獲准成立「財團法人中華民國佛教慈濟慈善事業基金會」。慈濟最初從慈善起家，隨著社會環境的變化與社會需求，其後大約每隔十年就推動一個志業，至今已成為擁有慈善、醫療、教育和人文等四大志業的宗教慈善組織，在佛教「慈悲喜捨」的理念下，聚集了數量龐大的志工和廣大善心人士的支持，為臺灣及其他地區需要幫助的民眾與家庭，提供緊急或必要的照顧。

　　證嚴法師創立克難功德會後，從慈善助人中注意到貧窮和生病間互相激盪的負面影響，許多家庭「因病而貧、因貧而病」，因此很快就從慈善擴及到醫療援助，最開始是由花蓮本地的醫師在花蓮市街提供義診，同時對貧困家庭提供醫療補助。

　　但慈濟真正系統性的醫療志業則始於 1986 年 8 月啟業的花蓮慈濟醫院，其後陸續在花蓮玉里、臺東關山、新北新店、臺中潭子、嘉義大林等地，成立守護各地區民眾

生命與健康的慈濟醫院。慈濟醫療志業的建設歷經 30 餘年，各醫院至今仍依據各地區民眾的健康需要而穩步發展，成果相當豐碩，本書各章對慈濟醫療體系七所醫院的發展與特色的扼要陳述，將使我們對慈濟醫療志業的社會貢獻有較為全面的瞭解。

但回首 1980 年代，東臺灣民眾的健康狀況遠非今日可比，長期的城鄉差距不僅反映在經濟的相對落後，更展現在醫療資源的極度匱乏，民眾的生命與健康無法獲得基本的照顧，遭遇重大傷病時，稍有經濟能力者固然可以耗費鉅資，透過崎嶇難行而驚險的蘇花公路，送往 200 公里外的臺北，但絕大多數沒有經濟能力者，只能無奈的留在花蓮，等待貴人或奇蹟出現。

對身處東部地區的民眾、醫療工作者或學術研究者而言，「經濟與醫療資源相對落後」並非只是一種認知而已，而是能夠感同身受的實相。具體的事蹟是證嚴法師悲憫花蓮偏鄉民眾無錢治病與缺乏醫療資源，顯示臺灣東部地區的經濟匱乏，嚴重影響民眾的生命與健康，因而觸動證嚴法師的大慈悲心，並成為推動慈濟醫療體系的關鍵因素。只有透過東部地區經濟與健康狀況的歷史發展，才有可能對慈濟醫療體系有較深刻的瞭解。

臺灣東部經濟與健康問題

臺灣東部的經濟匱乏主要受到地理區位和工業發展這二個因素的影響。至今 400 年來，臺灣的開發都從西部開始，明鄭以臺南府為基地，後續的開發逐漸擴及北部，清光緒十三年（1887 年）臺灣正式設省，將臺灣巡撫衙門設於臺北城，其後歷經 50 年的日本殖民統治至臺灣光復迄今 133 年，都以臺北為行政中心。

臺灣東部的開發則由臺東開始，1874 年發生日本藉機入侵臺灣南部原住民部落的牡丹社事件，為了防範日本覬覦臺灣的野心，清政府批准當時擔任總理船政大臣及臺灣海防欽差大臣沈葆楨等人的奏摺，從 1875 年開始大規模經營臺灣，並針對東部地區，分北中南三路進行「開山撫番」政策。東部最早開發的地區是以現今臺東市為廳治的卑南廳，原本屬於卑南廳管轄的花蓮則於 1909 年（明治 42 年），才脫離臺東成為花蓮港廳（花蓮縣）。

花東兩縣由於地處偏遠，加上山多地廣人稀，因此在整個歷史發展過程中，遠遠落後於西部地區，但因為工業化程度較低，環境污染較少，加上民風純樸，並擁有太魯閣峽谷等獨特的天然景觀，因而有「臺灣後花園」之稱。但是這個後花園雖美，卻因長期以農業為主，經濟

發展受到極大的限制。所有的經濟統計資料都顯示，花東偏遠地區平均家戶所得至今都遠低於西部城鎮地區，特別是原住民族佔多數的鄉鎮。以花蓮慈濟醫院成立前一年（1985 年）為例，山地和平地原住民的年家戶所得大約 27 萬元，人均所得僅為臺灣全體所得的 38%（Hsu, 1991:22）。相對偏低的所得必然會影響民眾的健康照護。

評量一個國家或社群健康狀況有許多指標，其中最基本的兩個指標是死亡率和生命餘年。死亡率包含各種年齡別（如嬰幼兒、成人）、不同性別（男性、女性）及各種疾病（如癌症、心血管疾病）的死亡率。生命餘年也包括各種不同年齡的生命餘年，如 0 歲、5 歲的生命餘年等。

就整體社會的健康而言，粗死亡率和 0 歲的生命餘年是二個基本而簡潔的評量指標。根據行政院衛生署等（1986）編印的生命統計資料，1985 年臺灣整體的粗死亡率為千分（‰）之 4.81，花蓮為 7.56，臺東 7.66，兩縣比臺灣整體的粗死亡率大約高 50%。統計數據也顯示不同性別的粗死亡率有相當大的差異，都是男性遠高於女性。這一年整體男性的粗死亡率為千分之 5.65，花蓮男性為 9.63，臺東 9.65，比臺灣整體男性大約高 72%，女性的

差距則比男性少。

在 0 歲的生命餘年方面，同樣顯示出性別差異，女性比男性長壽許多：1985 年臺灣地區平均餘命 72 歲，男性 70.8 歲，女性 75.8 歲，同一年的山地原住民整體合計僅有 57 歲，平地原住民則有 68.9 歲（Hsu, 1991:23）。王亮懿等人（2018）最新分析數據顯示該年山地鄉男性的生命餘年 58 歲，和臺灣整體男性的差距 12 歲，山地鄉女性 68.2 歲，和臺灣整體女性的差距僅 6 歲多。

總而言之，所有生命統計資料都顯示原住民族占相當比例的臺灣東部地區，在粗死亡率或平均餘命二個重要的健康指標，都相對的落後於臺灣整體。山地鄉或原住民族健康狀況的特徵是：死亡率高、平均餘命低，原住民的標準化死亡率一直都將近全臺灣人口的二倍，原住民 15-24 歲青少年 2007 年的死亡率 10 萬分之 62，甚至接近非原住民同年齡層（22.9）的三倍（許木柱，2011）。

這些數據顯示臺灣東部偏鄉在經濟和健康狀況的相對匱乏，是一個系統性的差異，顯示出地理區位、地區資源、產業結構等多重因素的影響。在經濟方面，山地鄉各族的平均家戶所得在過去 30 年來，隨著整個臺灣大社會的經濟發展而增加，但與全臺灣整體平均所得相比，原

住民各族的家庭所得仍然相對偏低。在 2010 年之前的三次較大規模經濟調查顯示，原住民的平均家戶所得雖然也有小幅增加，但相對差距依然相大大，大約是臺灣平均的 50% 左右（許木柱，2011）。相較之下，醫療資源的投入對生命延續和健康改善則有較為顯著的影響，王信忠等人（2017）的分析顯示，原住民女性 2015 年的平均餘命為 76 歲，已經和臺灣整體男性非常接近。

另一個評量群體健康的指標是死亡原因的比例與排名順位，即死因比與死因順位。隨著臺灣在 1970 年代以後的工業化與現代化，臺灣整體前五大死因近 30 年來有頗為固定的排序：惡性腫瘤（癌症）一直高居首位，最近剛公布的 2019 年的數據依然如此。第二名以後的排名在不同年度會有些變化，但主要為腦血管疾病、心臟病、事故傷害、慢性肝病及肝硬化、糖尿病等。

在整體死因趨勢中，事故傷害死亡率和死因排名在性別與地理區位上有系統性的差異。在性別方面，男性事故傷害歷年來的死亡率都明顯高於女性，死因排名也比較佔前：以 1986 年為例，男性事故傷害每 10 萬人口的標準化死亡率為 100.2，死因排名第二，女性僅為 38.2，死因排名第四。但事故傷害的死亡率和死因排名在 2000 年以

後逐漸下降，2007-2009 年間臺灣整體男性平均死亡率降為 40，死因排名亦降為第四或第五，女性死亡率都在 15 以下，排名亦降為第六或第七。

在地理區位方面，東部地區歷年來事故傷害的死亡率都明顯高於臺灣整體平均。蔡淑芬（2007）分析 1986-2005 年間山地鄉的死亡率問題，指出 1986 年山地鄉死因第一名為事故傷害，標準化死亡率每 10 萬人口有 243 人，因事故傷害死亡人數約佔山地鄉死亡人口 24.4%，每 4 個死亡者中即有一人因事故傷害死亡。至 2005 年，事故傷害仍高居山地鄉死亡排名第一，但死亡率降至 157 人，死因比亦降為 12.8%。20 年來，山地鄉的事故傷害死亡率雖逐漸下降，但仍為山地鄉主要死因第一位。在所有事故傷害中，因交通事故死亡者超過半數。

東部地區的健康問題還包括結核病及酒精依賴，其中結核病因係法定傳染病而值得注意。結核病在整體臺灣則從 1986 年開始，已不在前十大死因，但 1986 年山地鄉結核病死亡率為每 10 萬人口 49 人，死因排名第六位，2005 年死亡率降至 31 人，死因排名第九位。東部地區結核病的問題持續受到慈濟大學護理、公衛和人類學研究生與教授的注意，從 1996 年就出現相關的研究，

包括李茹萍（1996）、吳素萍（2000）、林芊苗（2005）、張秀娟（2006）、蔡淑芬（2007）、黃貝琴（2008）、張淑媚（2009）等，對於影響東部結核病患的用藥持續性與護理照護問題，都透過具體的研究發現而針對臨床護理、衛生政策等提出對應的建議。結核病專家索任（2001）的分析指出文化問題（缺乏健康意識、疾病污名化）、酗酒與經濟問題，以及地區幅員與交通因素，影響山地鄉原住民患者就醫、領藥的醫療可及性。林芊苗（2005）則發現長期在外工作、工作不穩定、缺少家人支持（單身）等因素的影響。

東部的醫療健康問題受到政府的重視，除了在行政體系方面將原屬臺灣省民政廳山地科提升至行政院中央部會層級，在行政實務上也都循序漸進，制定各種法規制度。在醫療健康方面，行政院於 1988 年 5 月召開第 10 次科技顧問會議（2002 年更名為「行政院科技會報」），在該會議正式召開前，要求各部會舉行會前會，邀請相關部會及學者專家集思廣益，以提供科技顧問會議討論。

衛生署乃於 1987 年底舉辦一個有關原住民族及偏遠地區醫療健康的座談會，筆者和同樣任職於中研院民族所的張苙雲教授獲邀參加。在該會議中，筆者以美國阿拉斯

加原住民的醫療體系為例，建議在山地離島等偏遠地區設置空中緊急救護系統，同時對原住民族和偏遠地區中低收入家庭提供醫療補助。當時擔任主席的醫政處長葉金川醫師告知政府已在進行全民健保的規劃，原住民族和偏遠地區必然會納入該計畫，而空中緊急救護系統則需要協調擁有直升機的相關部會。

根據行政院科技顧問會報網站資料，1988 年 5 月 9 日至 14 日舉行的行政院科技顧問會議八個分組中，衛生與醫藥組列為第三個分組，其中的主題一為「籌建醫療網計畫及醫學教育」，其中的子題 2 為「加強山地離島醫療保健服務」，子題 3 為「緊急醫療網」，我們在會前會提供的建議似乎起到了一點作用。由於衛生署的積極推動，這二個建議多年後都逐漸落實，衛生署於 2002 年委託臺北醫學大學成立「空中緊急醫療救護諮詢中心試辦計劃」，對原住民族及偏遠地區民眾的健康有極為正面的影響（蔡行瀚，2002）。

全民健保最初由行政院經建會於 1988 年專責規畫小組負責規劃，1990 年 7 月由行政院衛生署接手規劃，並於 1991 年 2 月成立全民健康保險規劃小組，1995 年 3 月正式全面實施「全民健康保險」。空中緊急救護系統透過

醫療直升機,對離島和偏遠山區民眾的生命健康也具有關鍵性的影響。作為東臺灣唯一的醫學中心,花蓮慈濟醫院擔負花東地區醫療健康的最後一道防線,因此在花蓮慈院和慈濟大學間的花蓮靜思堂前寬闊的廣場,可供直升機停靠,擔負著搶救生命的重要任務。

慈濟的醫療理念

本書第❶章已經指出證嚴法師於 1966 年創辦佛教慈濟克難功德會後,立即啟動濟貧的慈善工作。法師有感於貧病相應的悲苦,乃於 1972 年與花蓮本地一群有愛心的醫師,在花蓮市仁愛街舉辦義診所,但醫師們有感於治療大病需要有正式的醫院,觸動證嚴法師的悲憫心,因而立下蓋醫院以減除東部民眾病苦的弘願。在這樣的慈悲願力下,慈濟醫療體系的目標在「守護生命、守護健康、守護愛」,而基本的醫師典範是「視病猶親」。若將醫療體系視為社會文化體系的一環,在 1980 年代臺灣的醫療場域和醫病關係中,慈濟這樣的醫療目標和醫療文化是一種文化創新。

慈濟醫療創新的一個具體例證是花蓮慈濟醫院在 1986 年啟業後,立即宣告花蓮慈濟綜合醫院取消當時行

之多年的繳交住院保證金的制度。這個醫療制度的創新引起社會各界廣泛的討論，衛生署經過徵詢各公立醫院的意見，也在同年 12 月廢除這個讓貧苦大眾極為揪心的制度。可以說，證嚴法師的一念心，對某些醫療制度和醫療理念影響了整個世代。

　　證嚴法師對醫療文化的理念，實際上是佛教眾生平等、慈悲為懷的醫療實踐。這種精神也出現於有「醫王」之稱的唐朝孫思邈的論述，他將醫德放在極為重要的位置，強調醫師治病應不分貴賤貧富，皆一視同仁。他在《備急千金要方》（簡稱《千金要方》）中的〈大醫精誠〉一文中，強調醫者的專業（精）和醫德（誠）。在醫德方面：「凡大醫治病，必當安神定志，無欲無求，先發大慈惻隱之心，誓願普救含靈之苦。若有疾厄來求救者，不得問其貴賤貧富、長幼妍媸，怨親善友，華夷愚智，普同一等，皆如至親之想……一心赴救，無作功夫形跡之心。如此可為蒼生大醫」（顧加棟，2014:9）。古代聖賢的這些論述放在 1980 年代的臺灣，就是證嚴法師對「視病猶親」的「大醫王」和「白衣大士」時時感恩的現代版。

　　現代醫學在 1970 年代開始從單純的生物醫學模式，轉變為注意到社會心理層面的重要性，認為很多疾病的發

生和發展是多個因素綜合影響的結果,疾病和醫療現象除了生物或生理因素外,還與個人的生活習慣、行爲方式、環境污染等有密切關係(顧加棟,2014:29)。這種轉變即為本章上文提及的全貌觀理論觀點下的多因子影響。

　　儘管如此,醫療場域仍然以醫護為中心,病患的主觀感受及個人經驗並未受到重視,從而影響到醫病關係。到了 2000 年,臺灣醫學界開始強調「醫學人文」教育,並在教育部的制度性推動下,於 2008 年組成「醫學人文教育」核心團隊,由賴其萬教授擔任總召集人,醫學院校各選派二位教師及數位醫學生代表參加,二位教師其中一位為臨床醫學領域,另一位是人文社科領域的教師。這樣的團隊設計顯示醫學教育從過去聚焦於「疾病」(disease)的觀點,提升至以人為本的「生病」(illness)觀點(張珣,2000:7),適度尊重患者及家屬對疾病的認知、生病的主觀詮釋,亦即黃達夫醫師(2001)所強調的:「以病人的福祉為優先考量、醫病關係是相互的體諒。」

　　醫學教育所強調的「以人為本」正是佛教的核心思想。佛教的人本思想將醫學視為維護人類健康和尊嚴的手段,而最終目的則是其服務的對象「人」。這種思想是以「慈悲心」為基礎。根據佛教大詞典,慈愛眾生並給與

快樂（與樂）稱為慈；同感其苦，憐憫眾生，並拔除其苦（拔苦）稱為悲，二者合稱為慈悲。慈濟的醫療志業被定位為「拔苦與樂」的志業，真正的內涵即為「慈悲」。慈悲與同情的區別在於：因為恐懼而憐憫是同情，因為愛而憐憫是慈悲，因此慈悲是愛的體現與實踐。慈濟基金會的網頁用「大悲無怨」四個字來描述醫療志業，充分反映醫療的大慈悲心。

佛教思想將慈悲分為三種，根據佛典《大智論》，「慈悲」的三種類型為：（1）眾生緣慈悲，以眾生為對象的慈悲，這是小慈悲；（2）法緣慈悲，覺悟到諸法無我而引起的慈悲，屬於中慈悲；（3）無緣慈悲，指離一切差別、心無所緣，是佛的慈悲，屬於大慈悲。佛門的慈悲屬於第三類慈悲，即一般人熟知的「無緣大慈、同體大悲」（顧加棟，2014:148）。

這樣的慈悲思想投射在醫療場域中，即在強調醫者對病患發自內心的慈悲關懷，醫病之間並非施者和受者的關係，雙方的地位是平等的，彼此都心懷感恩：醫者心懷感恩，因為在病患獲得健康時，醫者也從中體會知識的饗宴，甚至從中獲得新的知識與智慧，因此在佛教所謂的八大福田中，看病福田是第一福田。

　　醫學人類學家針對 1970 年代臺灣不同醫療體系醫病模式的研究，發現科學醫療體系與病患的互動（看診）時間最短，也最不重視病患或其家屬的主觀經驗與疾病認知。導致這個現象的主要原因包括科學醫療體系的專業知識受到較高評價與尊重、醫師的社會位階較高，也就是說醫病之間形成一種文化隔閡（cultural gap）（許木柱，1992:243-246）。但佛教眾生平等的觀念體現在醫病關係中，可縮短醫病間的距離與文化隔閡，醫師的和顏悅色可使病患在處理疾病時，心理上也會覺得受到尊重，可促進較佳的醫病關係。簡言之，對患者不分貴賤貧富，一律以視病猶親的慈悲心相待，這樣的醫療態度和文化在相對冷漠與隔閡的現代醫療環境中，具有重要的社會心理意義。如親人般的醫病關係可使患者更願意傾聽醫者的意見，並接納醫療建議。

慈濟醫療的發展與特色

　　慈濟的醫療理念是以慈悲為基礎，因此慈濟醫療體系的發展和慈善事業極為緊密的結合，經常是一體的兩面。這種慈善醫療模式主要體現在慈濟對臺灣及海外重大災難的慈善援助，在提供生活物質援助的同時，大多會加

上緊急醫療援助，國內如 1999 年的 921 大地震、2009 年的莫拉克風災，海外如 2002 年印尼紅溪河水患、2004 年南亞海嘯、2008 年汶川大地震、2013 年菲律賓海燕颱風等。在非災難的情況下，慈濟醫療體系也會像慈善事業一樣，在各地區定期舉辦義診，提供醫療健康照護給有需要的民眾。

由於慈濟的醫療理念從一開始就以「拔苦與樂」的慈悲心為基礎，因此慈濟醫療的發展並非以營利為目標，大多是考慮到地區民眾的健康醫護需求，以及合適的土地、當地志工人力等因素的考量，在證嚴法師和慈濟人大慈悲心的內在因素，加上適當及時的外在力量的顯現（如建院所需的土地），因緣俱足，就會盡力投入。以最先成立的花蓮慈院為例，偏鄉貧病民眾引發證嚴法師的慈悲心及慈濟人的大力護持是內在成因，外部因緣如建院土地的確定，則是在漫長的尋找用地過程中，經過當時政府相關部門的長官，如林洋港、李登輝，宋長志及花蓮縣長吳水雲等人協助，加上海內外各界善心人士捐助經費，使得慈濟醫療體系得以從花蓮開展。

慈濟其他醫院同樣都是基於善心與善緣而成立。以嘉義大林慈濟醫院為例，證嚴法師順應雲嘉地方需求，

於 1991 年 2 月前往大林鎮公所，大林地區包括鎮長、國策顧問蕭天讚等各級民意與首長，誠摯希望慈濟能在大林建設分院。隔年（1992 年）10 月，行政院衛生署函准設立大林慈院。1996 年 10 月大林慈院動土興建，匯聚十方大德點滴之愛，於 2000 年 8 月 13 日落成啟用，2001 年 6 月通過區域（教學）醫院評鑑，成為雲嘉地區守護生命的磐石。由於大林慈濟醫院對嘉義大林地區民眾健康的無微不至，2020 年初，應嘉義地區各方人士的要求，大林慈濟醫院將原有的斗六門診中心提升成為醫院，同時在嘉義市成立嘉義分院，為民眾提供更為便捷的健康照護（參見本書第❷章）。

位於東部偏鄉的慈濟玉里和關山醫院更體現了慈濟醫療的慈悲本質和善緣的力量。位於花蓮玉里鎮的慈濟玉里醫院前身為鴻德醫院，其創辦人曹葦醫師對慈濟一向非常護持，後來因面臨人生無常而希望將醫院託付給慈濟，證嚴法師鑒於偏鄉醫療的匱乏，毅然接下鴻德醫院，後來改制為玉里慈濟醫院。玉里慈濟醫院自 1999 年 3 月啟業，於 2003 年新院區大樓竣工後，就開始 24 小時急診服務，堅守臺九線搶救生命（參見本書第❺章）。

關山慈濟醫院位於玉里南方大約 40 公里處的花東縱

谷臺九線公路邊，成立時間和玉里慈濟醫院僅隔一年，主要還是大慈悲心和善緣所致。關山慈濟醫院的前身為1995年成立的博愛醫院，初期由亟思為地方服務的藥師、醫師和關山鎮地方人士進行籌備，但設院經費及主要的醫師發生變故，建院進度延宕四年。1999年3月15日，關山鎮長帶領地方各界代表至玉里，懇請當時蒞臨玉里祝賀玉里慈濟醫院啟業活動的證嚴法師接手，證嚴法師被關山地方人士為民請命的誠心感動，乃於1999年7月正式簽約同意接手醫院工程。2000年3月關山慈濟醫院正式營業，同時啟動每週山區南橫公路巡診業務（參見本書第❻章）。

　　基於慈善醫療的理念，慈濟醫療自然展現出慈悲濟世的特色，其特色除了各大醫院用愛守護健康、守護生命的事證之外，還體現在有別於其他公私立大型醫學中心而受到海內外醫學界矚目的二個特色項目：骨髓捐贈、大體捐贈。本叢書另二本專書對這二個特色項目將有更詳細的說明，本章僅扼要說明。

　　慈濟基金會於1993年成立「慈濟骨髓捐贈資料中心」，致力於HLA檢驗技術的研發，並與世界同步，引進造血幹細胞移植科技。為因應科技的改良與進步，中

心於 2002 年元月開始收集臍帶血，並於當年四月，正式
改制為「慈濟骨髓幹細胞中心」。慈濟骨髓幹細胞中心是
臺灣唯一的骨髓資料庫，2005 年 11 月加入國際線上配對
組織「全球骨髓及臍帶血捐贈資料庫」。如本書第 ❶ 章
所述，截至 2020 年 11 月 30 日止，花蓮慈濟醫學中心已
建置超過 45 萬筆骨髓資料庫、儲存超過 27,000 人的臍帶
血，提供國內 33 家、海外 1,009 家醫院尋求病患配對，
目前共有 31 個國家地區受惠於慈濟骨髓幹細胞中心的協
助，完成造血幹細胞捐贈超過 5,000 多例。在進行臺灣及
海外的捐贈時，即使面臨交通或突發的困難，慈濟志工都
難行能行，排除萬難將骨髓送至受髓者的醫院，產生許多
動人的事蹟，但卻再度例證了慈悲濟世的弘願。

　　慈濟醫療的第二個特色「大體捐贈」與醫學人文教
育密切相關。「無語良師」不僅提供臨床醫學教育，也展
現無私大愛的學習楷模，也就是慈濟人文所強調的境教。
人類是一個具有主觀性及主動學習的動物，社會學習並非
被動學習的過程，而是一個「主動再發現自我與文化」的
象徵互動過程（許木柱、盧蕙馨、何縕琪，2012:218）。
「大體捐贈」提供的學習環境和人文利他精神是一體的兩
面，一方面反映慈濟人文關懷的理念與實踐，同時進一步

強化人文關懷的框架。這個強調人與環境互動過程而形塑
與再現自我的視角，對慈濟大體捐贈的文化心理意義和慈
濟人文實踐的動力關係，提出具體的佐證。

慈善醫療與社會永續

上文提及聯合國大會轄下的發展計劃總署（UNDP）
在評量人類發展狀況時，將近 30 年的年度報告至今都強
調經濟、健康和教育三大指標，以「減低貧窮並保護地
球」，並促成發展中國家地區的「永續發展」。慈濟四大志
業中的慈善、醫療和教育志業，和聯合國發展計劃總署人
類發展三大指標不謀而合，促成社會永續發展的終極目標
實無二致。

如前所述，慈濟醫療體系的起因是創辦人證嚴法師
對貧病相生的不忍，因而將慈濟志業從慈善擴展至醫療，
而慈濟護專與慈濟醫學院等教育體系的設立，一方面可為
醫療體系培育能夠視病猶親的良醫良護，同時可使醫護生
展現各自的潛力，避免家庭貧困的循環。整體而言，慈
善、醫療和教育的密切結合，透過對貧困家庭的經濟支
援，對受苦病患的健康照護，以及對年輕世代的專業與人
文教育，為社會的永續發展奠定扎實的根基。

　　在醫療層面,「社會永續」的基礎取決於醫學專業與醫療服務二個面向。在醫學專業方面,和西部地區老牌的公私立醫療體系相比,慈濟的醫療體系相對年輕,但對醫療專業的提升投入極深,因此花蓮慈濟醫院已經成為東部地區唯一的醫學中心,新店慈濟醫院也於 2018 年成為準醫學中心,臺中、大林慈院也積極朝醫學中心的目標邁進,慈濟其他醫院也同樣運用適當的資源去強化醫學專業知識、技術與特色,期望透過醫學專業的提升,為病苦大眾提供更好的醫療服務。這一方面的特色與成就,可參見本書各醫院的相關資料。

　　慈濟醫學專業的發展一方面是因為慈濟基金會對醫療設備的積極投入,同時得益於資深醫師與教授團隊的護持,較早期如臺大醫院杜詩綿院長、曾文賓副院長,以及當時年輕的陳英和、郭漢崇、王本榮醫師等,義不容辭、感動人心的投入,快步推進慈濟的慈善醫療。此外,慈濟大體模擬手術的創立也提供了專業知識和技術的訓練與發展,對醫學生和醫師的專業訓練具有關鍵性的意義。現為大林慈濟醫院副院長兼斗六慈濟醫院院長的簡瑞騰醫師指出:「透過大體老師模擬手術,醫學生及臨床醫師可以揣摩下刀角度如何更精準,以及如何將出血量控制

到最低。」花蓮慈院的李明哲醫師也指出:「在常規手術中受挫的點必須在深入某部位後才可能看到,透過模擬手術才有可能突破限制,甚至研發創新手術」(葉文鶯,2011:168)。

在醫療服務方面,前面各章都已具體列出各年度的醫療服務的數據,這些龐大的服務量,特別是門診、急診與手術的人次,直接指明慈濟醫療體系對各地區民眾生命與健康,扮演極為重要的守護功能。

醫療服務另一個指標是醫護人員對病患的照護品質與態度,或者如黃達夫醫師(2001:107-110)所說的:「以病人的福祉為優先考量」。在醫學教育方面,則如陳幸一教授(2006:viii)所希望的:「醫學院教出來的醫師、護士和醫事人員,除了醫學專業的修養之外,在與「醫學精神」相同的「慈濟精神」薰陶下,更具有慈悲濟人的胸懷」。質樸的說,就是「視病猶親」的人文醫學精神。

這種人文精神必須對「人」蘊含高強度的情感,即使是對已經沒有呼吸和知覺的「無語良師」也是如此。現為臺中慈濟醫院院長的簡守信醫師認為:

> 大體老師對學生除了疾病本身的教誨外,
> 更讓手術方法的傳承加上了生命紋理的叮嚀。

　　從此，外科醫師的刀鋒不只更能遊走在肌理之間，減少對組織的傷害，更會常帶感情、常帶關懷，因大體老師的聲聲低語，將永遠影響他行醫的歲月。（黃秋惠，2009:68）

　　慈濟的大體解剖課程，對醫學生人文醫學精神的涵養同樣極為重要。目前已經成為小兒科醫師的李宇正，因為年輕生病時遭遇醫生的冷言冷語，因此決心從電機改讀醫學。上完大體解剖課程後，他對良醫的角色有深刻的體悟：「對生命應持有的尊重及對病人的溫婉和悅十分重要，往往一個無心之過，一句不經意的話語，都將對病人及其家屬造成一輩子的傷害」（黃秋惠，2009:92）。

　　慈濟醫療透過對病患、骨髓、器官和大體捐贈者及其家屬的無限感恩與尊重，表達出極致的人文關懷，對病患的悉心照護與尊重守護了民眾及家人的身心健康，醫療與慈善的同步運作則讓社會得以持續發展。實際上，以「慈悲心」為基礎的慈濟醫療體系最高層次的關懷是整體人類的健康、和諧與永續發展。慈濟的慈善、醫療、教育、人文四大志業，是這個終極關懷的社會實踐。

　　在王建勛創作的〈誠心祈三願〉這首慈濟歌曲中，慈濟基金會的王端正副總執行長譜出這樣的三大心願：「一

願遠離兵厄去瞋恨、天下無災無難無嚎聲，二願社會祥和息紛爭、喜樂攜手邁向福慧路，三願人心淨化似清晨、恰似黑暗路上點明燈」；另一首慈濟歌曲〈祈禱〉則清晰地表達了慈濟醫護人員及全球慈濟人對人類的慈悲心願：

　　用心祈禱，我願人人傳承智慧燈，清淨溫暖又光明；點燃無窮清淨愛，提燈照亮人間路；但願人人牽手心連心，開啟光明大愛，長養智慧福德，娑婆世界現光明；大家心口一念，化解惡念結善緣，祈求天下無災、歲歲年年。

引用文獻

王信忠、余清祥、王子瑜（2017）。臺灣原住民族死亡率暨生命表編撰研究。**人口學刊，55**，99-131。

王亮懿、黃絢縵、吳芷螢、游麗惠（2018）。臺灣原住民族與全國之平均餘命與健康餘命差距及解構。**健康科技期刊，2018 專刊**，102-113。

行政院衛生署等（編印）（1986）。**中華民國七十四年衛生統計：二、生命統計**。臺北：行政院衛生署。

林芊苗（2005）。**花蓮地區結核病患之生病經驗與服藥遵從行為的人類學研究**。慈濟大學人類學研究所碩士論文。

李茹萍（1996）。**花蓮地區肺結核病人服藥遵從性及其相關因素之探討**。慈濟醫學院護理學研究所碩士論文。

索任（2001）。原住民肺結核問題的探討。載於黃鈴華（策劃），**原住民傳統醫療 vs 現代醫療**（頁 129-148）。臺北：財團法人原住民文教基金會。

陳幸一（2006）。**志為人醫：醫學拓荒故事**。新店：藝軒。

吳素萍（2000）。**影響原住民肺結核病患治癒率相關因素之探討—以花蓮縣秀林鄉泰雅族為例**。慈濟大學原住民健康研究所碩士論文。

許木柱（1992）。醫學人類學。載於莊英章等（編著），**文化人類學（下冊）**（頁 217-255）。蘆洲：國立空中大學。

許木柱（2011）。原住民青少年的社會心理適應。載於姜元御等，**青少年心理學**（頁 380-407）。臺北：三民書局。

許木柱、盧蕙馨、何縕琪（2012）。初現的曙光。載於許木柱、盧蕙馨、何縕琪（編），**曙光初現：雅加達慈濟紅溪**

河與慈濟大愛村研究（頁 217-235）。花蓮：慈濟大學。

張秀娟（2006）。**個案管理模式於肺結核病患照護之成效。** 慈濟大學護理研究所碩士論文。

張苙雲（2005）。**醫療與社會：醫療社會學的探索。**（四版）臺北：巨流。

張珣（2000）。**疾病與文化：臺灣民間醫療人類學研究論集。**（二版）板橋：稻香。

張淑媚（2009）。**花蓮縣原住民分佈區域國中生結核病防治知識、態度及其相關因子之研究。** 慈濟大學公共衛生研究所碩士論文。

黃貝琴（2008）。**利用病例對照研究探討花蓮縣結核病家庭群聚現象。** 慈濟大學公共衛生研究所碩士論文。。

黃秋惠（2009）。**無用大用。** 花蓮：佛教慈濟基金會。

黃達夫（2001）。**用心，在對的地方：黃達夫的醫療觀。** 臺北：天下文化。

蔡行瀚（2002）。空中緊急醫療救護諮詢中心試辦研究計劃成果報告。載於行政院衛生署，**2002 年全國山地離島及原住民醫療業務研討會技研究成果發表大會手冊**（頁 47-56）。臺北：行政院衛生署。

蔡淑芬（2007）。**花蓮縣山地鄉與非山地鄉之死亡率趨勢及死因分析：1986-2005。** 慈濟大學公衛研究所碩士論文。

謝博生（2002）。**醫療與社會：拓寬醫業執行的社會視野。** 臺北：台大醫學院。

顧加棟（2014）。**佛教醫學思想研究。** 北京：科學出版社。

Hsu, Mutsu. (1991). *Culture, Self, and Adaptation: The Psychological Anthropology of Two Malayo-Polynesian Groups in Taiwan.* Taipei: Institute of Ethnology, Academia Sinica.

慈濟醫療志業 ── 救處護處 大依止處

策劃執行／財團法人印證教育基金會、慈濟教育志業執行長辦公室
編　　著／佛教慈濟醫療財團法人
文字提供／佛教慈濟醫療財團法人人文傳播室、花蓮慈濟醫院公共傳播室、玉里慈
　　　　　濟醫院管理室、關山慈濟醫院管理室、大林慈濟醫院公共傳播室、臺中
　　　　　慈濟醫院公共傳播室、臺北慈濟醫院公共傳播室、斗六慈濟醫院、嘉義
　　　　　慈濟診所
責任編輯／許木柱、曾慶方、黃秋惠
文字校對／佛教慈濟醫療財團法人人文傳播室
圖片提供／佛教慈濟醫療財團法人人文傳播室、佛教慈濟基金會文史處圖像資料組

發 行 人／王端正
總 編 輯／王志宏
叢書主編／蔡文村
叢書編輯／何祺婷
美術指導／邱宇陞
資深美編／蔡雅君
內頁排版／極翔企業有限公司
出 版 者／經典雜誌
　　　　　財團法人慈濟傳播人文志業基金會
地　　址／臺北市北投區立德路二號
電　　話／02-2898-9991
劃撥帳號／19924552
戶　　名／經典雜誌
製版印刷／禹利電子分色有限公司
經 銷 商／聯合發行股份有限公司
地　　址／新北市新店區寶橋路 235 巷 6 弄 6 號 2 樓
電　　話／02-2917-8022
出版日期／2021 年 4 月初版
定　　價／新台幣 350 元

ISBN　978-986-99938-3-8（精裝）Printed in Taiwan

國家圖書館出版品預行編目 (CIP) 資料

慈濟醫療志業：救處護處 大依止處
= Tzu Chi Mission of Medicine /
佛教慈濟醫療財團法人 (編著).
—初版— 臺北市：經典雜誌，財團法人
慈濟傳播人文志業基金會 ,2021.04
372 面：15 * 21 公分
ISBN：978-986-99938-3-8(精裝)
1. 佛教慈濟慈善基金會 2. 佛教 3. 醫療 4. 公益事業
419.333　　　　　　　　　　　　110002026

ISBN 978-986-99938-3-8

00350

9 789869 993838